JEAN FRANÇOIS OLIVIER

ARGILOTHERAPIE

«Les Argiles et leurs compléments naturels»

ENCRE

Dans la même collection

Le Germanium : puissant régénérateur de santé par Sandra Goodman.

REMERCIEMENTS

... à André Roux dont les enseignements ont très largement inspiré ce travail de synthèse.

... à Jean Pierre Guénot qui a mis à ma disposition ses archives et sa vaste connaissance «des argiles».

AVERTISSEMENT AU LECTEUR

Avant de mettre en pratique les conseils d'auto-thérapie donnés dans cet ouvrage, le lecteur doit être conscient de la nécessité d'examiner attentivement la nature de ses problèmes de santé, et de consulter un thérapeute compétent s'il a le moindre doute.

Ce livre ne peut être, en aucun cas, considéré comme un substitut à toute forme de thérapeutique et, bien que l'auteur ait pris soin de vérifier l'exactitude de son contenu, lui-même et l'éditeur ne peuvent, en aucune manière, être tenus pour responsables de tout problème pouvant relever de l'expérimentation abusive des méthodes décrites.

PREFACE

Pas plus que d'aliment-miracle, il n'y a pas de remède-miracle. La vie est un miracle permanent dans le cadre des lois d'un univers dont la puissance énergétique est infinie.

C'est le premier mérite de la science et des techniques de constater et de quantifier les manifestations naturelles phénoménales.

Mais dans l'absolu la vie est hors de la mesure scientifique. C'est un «Noumen» *(1)*.

Des siècles avant l'avénement des technologies modernes, les peuples avaient une expérience empirique profonde des thérapeutiques naturelles. Depuis les temps les plus reculés «les médecines traditionnelles» étaient partie intégrante de la vie quotidienne de toutes les ethnies, étroitement liées aux croyances religieuses.

Sortie de la terre, la vie n'a pu se développer que par la terre et ses productions. Il n'est donc pas étonnant que les traditions les plus anciennes fassent état de la pratique de la «géothérapie» sous de multiples formes.

L'homme moderne a perdu le contact avec la terre. Il s'en est isolé par ses constructions gigantesques et par ses chaussures, induisant ainsi des déséquilibres bio-électroniques graves. C'est surtout sur ce plan électro-magnétique que la terre nous est indispensable. La vie moderne nous sursature par ses pollutions électriques positives énervantes. Le contact avec la terre nous négative et nous calme.

C'est peut-être pour ces raisons et bien d'autres encore que le vaste mouvement de réforme naturo-hygiéniste du 19ème siècle s'est attaché à faire connaître l'argilothérapie dans le cadre des autres médecines naturelles.

Cette expérience s'est développée et affinée jusqu'à ces dernières décennies mais sans pour autant sortir de l'empirisme.

Il a fallu attendre ces dernières années pour voir enfin publier une synthèse complète des travaux scientifiques réalisés dans le monde sur les diverses argiles.

Nous assistons dans notre pays et en Europe à un véritable réveil de la responsabilité individuelle quant à la prise en charge de sa santé et un désir de la protéger par des méthodes naturelles.

Le présent ouvrage vient à son heure. Il a une double destination. Tout d'abord former techniquement les naturothérapeutes afin de donner plus d'efficacité à leurs programmes de redressement des terrains biologiques. Mais aussi informer le grand public, de plus en plus passionné par les «médecines naturelles», en vue d'une application correcte de l'argilothérapie dans la vie courante.

«Il importe qu'un système thérapeutique soit efficace et qu'il ne comporte pas de risque pour le patient. Cette efficacité doit se démontrer, non seulement par le soulagement et la disparition des symptômes mais encore par un accroissement de vitalité et de bien-être et par une capacité à vivre pleinement sa vie. Ce système doit en outre être accessible à tous et peu onéreux».

L'argilothérapie répond parfaitement à tous ces critères.

André ROUX
Praticien de santé
Président du Collège Européen d'Hygiène
et de Médecines Naturelles

(1) Georges Vithoulkas. La Science de l'Homéopathie. Ed du Rocher.

L'argilothérapie

L'esprit médical de notre fin de siècle et, partant, les conceptions du grand public concernant la médecine et la thérapeutique sont altérés par une vision manichéenne qui a cours depuis une centaine d'années.

Cette vision implique que nous sommes «victimes» des mêmes maladies, que chaque maladie a une cause unique et qu'à une maladie donnée correspond un médicament spécifique.

La nature n'opère pas ainsi.

La maladie prend, chez chaque individu, une forme personnalisée qui se manifeste par des signes physiologiques et psychiques variant d'un sujet à l'autre, reflets d'une nature unique, en fonction d'un terrain façonné par l'hérédité et les acquis de chacun.

Les remèdes naturels ont pour objectif le redressement du terrain et le renforcement des défenses immunitaires, offrant à l'organisme les moyens de défendre son territoire et de restaurer son intégrité.

Ainsi, le champ d'action d'un remède naturel est-il généralement étendu à un nombre parfois impressionnant d'affections d'origines apparemment éloignées. Devant un tel constat, on parle de «produit miracle», soit avec une admiration certaine pour la force de la nature, soit avec une ironie incrédule qui permet d'occulter la réalité.

Il en est ainsi de la plupart des plantes qui, avec une indication majeure, agissent efficacement dans un grand nombre d'affections. C'est le cas du germanium dont les multiples usages font s'interroger bien des chercheurs, médecins et thérapeutes *(1)*. On a également classé dans les mêmes «produits miracles» le charbon de bois dont l'activité essentielle consiste à débarrasser l'organisme des toxines et micro-organismes qui grippent un fonctionnement harmonieux.

L'usage millénaire de l'argile et la diversité de ses propriétés lui ont rendu le funeste service d'être mise au rang des médecines à tout faire et d'être considérée comme de peu d'intérêt par les tenants d'une médecine scientifique objective.

Ce ne sont pas, hélas, les ouvrages dithyrambiques offerts au culte de l'argile qui ont arrangé la situation. Ecrits le plus souvent dans un langage singulier, mélan-

---

(1) - «Le Germanium, puissant régénérateur de santé» du Dr Sandra Goodman - Editions Encre - 1988.

geant science et ésotérisme, faisant de l'argile une panacée -ce qui a conduit certains lecteurs à une attitude dangereuse-, ils lui ont fait plus de mal que de bien.

L'argile a besoin d'être réhabilitée et crédibilisée. De nombreuses recherches lui ont été consacrées, des thèses de doctorat en pharmacie l'ont prise comme sujet... La tradition et la seule observation clinique sont devenues «science» apportant à l'argile les seules lettres de noblesse qu'accepte notre siècle. Il convenait de le faire savoir.

Cependant, l'argilothérapie ne se limite pas à l'utilisation du «minéral» argileux. Grâce aux propriétés particulières qui sont les leurs, «les argiles» sont un vecteur particulièrement adapté pour d'autres techniques dont elles multiplient les effets thérapeutiques.

En transportant certaines molécules et en les déposant au sein de l'organisme (voir plus loin le mécanisme du «relargage»), au lieu où elles auront leur effet optimum, elles se révèlent bien intégrées à **une thérapeutique naturelle globale.**

Dans cet ouvrage, le terme d'«Argilothérapie», signifie donc bien plus que l'utilisation de la seule argile, malgré la «puissance» qu'elle peut manifester dans le traitement de certains troubles. Ainsi, dans les fiches thérapeutiques, vous noterez la mention faite des «adjuvants» qui ont le plus souvent une importance aussi grande que celle de l'argile.

Nous avons dit, et nous le soulignerons encore, que l'argile n'est pas une panacée. Si elle peut agir précisément dans le cadre d'une affection spécifique, elle sera insuffisante pour une remise en ordre globale.

En matière de médecine, seul compte le résultat, pour peu qu'il soit obtenu par des techniques sans effet secondaire nocif. Si les expérimentations en «double aveugle» sur un produit précis rassurent notre esprit rationnel en apportant la preuve scientifique de son action, la pratique clinique qui permet à un malade de recouvrer la santé, le bien-être, se doit d'être polyvalente, acharnée à découvrir les synergies entre les substances et les techniques, indifférente aux dogmes et aux idées reçues.

Dans cet esprit, les adjuvants proposés dans les fiches font intégralement partie de l'argilothérapie.

Au commencement était l'argile

Une recherche d'un institut américain travaillant pour la NASA, sous la responsabilité du Dr Coyne, a permis de réactualiser des hypothèses émises au début du siècle par le chercheur russe Oparine, selon lesquelles la vie ne serait pas apparue dans les océans mais au sein de l'argile.

En effet, en bombardant une terre argileuse avec des décharges d'énergie électrique et photonique, on constate que la structure du minéral est modifiée par acceptation d'électrons libres provenant de cette énergie. C'est par cette appropriation que le Dr Coyne envisage la formation des précurseurs des acides aminés et donc de la vie.

Cette hypothèse (il faudra d'autres expériences

pour la confirmer) nous ramène à l'une des traditions les plus anciennes, la création de l'homme façonné par Dieu dans de la terre glaise, selon la Genèse.

Depuis, l'histoire ne cesse de mentionner cette terre si particulière dont l'utilisation recouvre tous les domaines de la vie.

On a vécu dans des maisons d'argile, marché sur des carreaux de sol en argile cuite, été protégé des intempéries par des tuiles d'argile.

Pendant des millénaires (et c'est encore le cas dans bien des pays) on a mangé et bu dans des récipients faits d'argile et conservé aliments et boissons dans des vases et pots d'argile.

Plus curieux encore, la géophagie. Sous toutes les latitudes et de tous temps (y compris de nos jours) l'absorption de terre argileuse dans l'alimentation se retrouve comme une constante dont on a quelque mal à trouver l'explication en dehors d'une carence minérale que le corps cherche à combler de manière empirique.

Mais, ce sont bien sûr les propriétés thérapeutiques des argiles dont il est fait mention au cours des temps qui sont les plus intéressantes.

Les Egyptiens l'utilisaient pour l'embaumement des corps, reconnaissant par là son pouvoir bactéricide. Leurs médecins s'en servaient aussi pour soigner les ulcérations et inflammations par voie interne et par des bains dans les boues du Nil.

Hippocrate et les médecins grecs d'Epidaure employaient la «terre de Lemnos» et Pline l'Ancien lui consacre un chapitre dans son «Histoire Naturelle».

C'est l'argile qui sert de «support» au Christ dans le miracle au cours duquel il rend la vue à un aveugle. Galien et, plus tard, Avicenne (dans le «Canon de la médecine») la citent comme ayant de multiples propriétés.

L'argile et les péloïdes (boues thermales) ont grande réputation auprès du «peuple des campagnes», et de nombreux guérisseurs lui sont fidèles, même si peu d'ouvrages lui sont consacrés avant une renaissance importante au 19ème siècle.

Les naturopathes allemands, le curé Kneipp, Louis Kuhne, le pasteur Felke, le professeur Strumpf et le libraire-guérisseur Adolf Just, sont les fervents propagateurs de la thérapie de l'argile. «... *beaucoup de malaises ne peuvent être guéris par aucun autre remède aussi vite et avec autant de facilité que par cette terre.*» (Sébastien Kneipp).

Le professeur Strumpf traite des malades atteints du choléra en leur faisant absorber de l'argile (Nakel - Allemagne en 1903) et obtient des résultats remarquables.

Pendant la Première guerre mondiale, des régiments français sont décimés par la dysenterie. Un médecin soigne les soldats de son régiment avec de l'argile par voie interne et remet les hommes sur pied très rapidement.

Gandhi, apôtre et martyr de la non-violence, conseillait à tous l'usage de l'argile de façon régulière.

Plus près de nous, nous devons à Romolo Mantovani (d'Amour et Vie) et à Raymond Dextreit (de Vivre en Harmonie) la mise en valeur de l'argile comme remède naturel majeur.

Il revient à Jean-Pierre Guénot d'avoir allié l'expérience des grands anciens aux plus récentes découvertes dans deux ouvrages dont le dernier *(1)* recense enfin les réalités scientifiques et médicales du pouvoir des argiles en thérapeutique.

---

(1) «Les Argiles» - Editions Chiron 1987.

La naissance des argiles

Géologie

L'argile, ou plus exactement «les» argiles, font partie du **cycle géologique**. Celui-ci se déroule en cinq étapes *(figure 1)*.

- remontée (plissements, éruptions, glissements des failles...) des roches formées en profondeur.

- altération et érosion qui «défont» les roches en surface.

- ravinement qui transporte les matières arrachées dans les torrents, rivières et fleuves et les dépose sous forme de sédiments.

- sédiments qui s'enfoncent lentement et sont transformés en roches par les pressions qui s'exercent sur eux ; c'est la diagénèse.

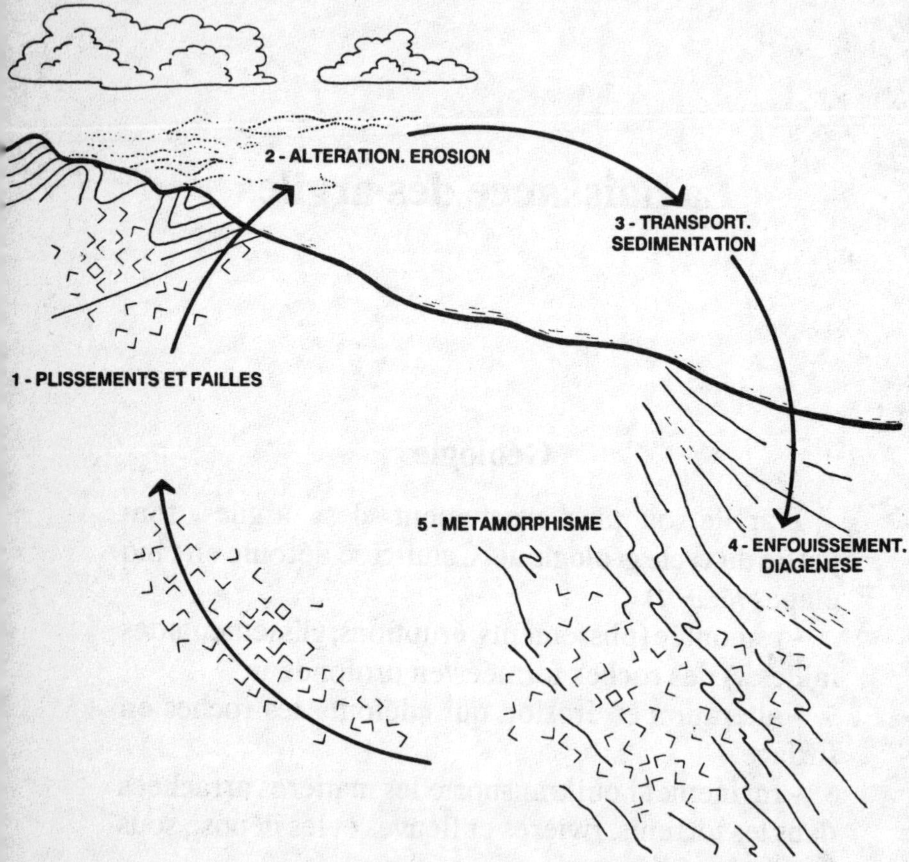

Figure 1 : Le cycle géologique des minéraux argileux

- métamorphisme qui intervient pour modifier les roches sédimentaires en granit et en gneiss.

Les diverses argiles apparaissent au milieu du cycle lors de l'**altération** des roches de surface et lors de la **sédimentation.** Cette formation donne les deux types principaux d'argile, les **argiles d'altération** et les **argiles de sédimentation.**

Sans recourir aux explications trop techniques, on peut dire que l'altération produit un lessivage des roches fragmentées par l'alternance humidité-sécheresse et gel-dégel. Ce lessivage entraîne une partie des éléments constitutifs des roches en fonction de leur solubilité plus ou moins grande.Le sodium, le potassium, le calcium, le magnésium sont dissouts dans un premier temps, suivis par le silicium, l'aluminium, le fer.

Les éléments non dissouts forment des argiles.

Les argiles d'altération sont ensuite entraînées par les cours d'eau et sédimentent dans des bassins lacustres ou marins. Dans les bassins sédimentaires, il se produit une recombinaison des minéraux argileux d'altération avec les ions minéraux en solution qui donne d'autres familles d'argiles.

Deux autres mécanismes s'ajoutent, la néoformation (cristallisation dans les bassins sédimentaires des minéraux argileux à partir d'ions en suspension) et la transformation par enfouissement des argiles néoformées.

Cette chaîne complexe nous met en présence de 7 familles principales d'argiles :

- **les illites** se forment à grande profondeur (environ

5000 m) par recombinaison avec les ions potassium ;

- **les chlorites** ont des origines diverses résultant de la dégradation récente des illites, du métamorphisme ou de la sédimentation (après enfouissement) ;

- **les glauconites** sont le produit d'une sédimentation lente ;

- **les kaolinites** sont des argiles d'altération des roches acides en climat humide prolongé et en milieu bien drainé ;

- **les montmorillonites** proviennent de l'altération des roches éruptives d'épanchement, en milieu mal drainé, en climat sec prolongé, sur roches basiques ;

- **les attapulgites** sont plus instables dans les sédiments, se transformant aisément en montmorillonites ; ce sont des argiles néoformées ;

- **les sépiolites** se trouvent également dans les dépôts sédimentaires lagunaires.

Les roches argileuses sont caractéristiques de la composition de la couche superficielle de l'écorce terrestre : ce sont des silicates qui disparaissent au cours de l'enfouissement et du métamorphisme.

Minéralogie

Les roches argileuses ont en commun des propriétés qui définissent «l'état argileux» :

- plasticité.
- capacité d'absorption.

Outre ces propriétés «visibles», elles ont les mêmes caractères de dimension et d'association de minéraux (en plus de ceux définissant une variété déterminée).

Leur structure est celle de cristaux très fins de silicates hydratés d'alumine qui s'organisent en tétraèdres ou octaèdres.

Leurs propriétés tiennent essentiellement à l'arrangement des ensembles tétraèdriques et octaèdriques en «feuillets», eux-mêmes formés de deux ou trois couches séparées contenant soit de l'aluminium, soit du silicium (voir figures 2 et 3).

Diverses formes d'arrangement, avec parfois le remplacement de l'élément aluminium par un élément magnésium ou fer, des couches et des feuillets, donnent les familles différentes des roches argileuses **phylliteuses** (à feuillets).

Une autre famille, plus rare, s'organise en **fibres** (bandes tétraèdriques).

La figure 4 nous présente une classification simplifiée des minéraux argileux et les figures 2 et 3, montrent des exemples de structures de deux minéraux argileux, la kaolinite et la montmorillonite (extraits de la thèse de doctorat en pharmacie de Melle Fabienne Brunet - Châtenay-Malabry 1986).

Méthodes d'analyse

On a longtemps été incapable d'établir la différence d'une argile à l'autre car les seules analyses chimiques étaient insuffisantes pour déterminer avec précision la structure d'un minéral argileux.

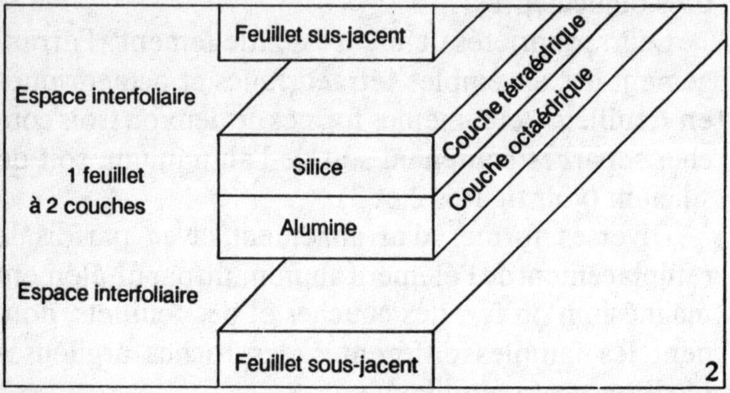

Figure 2 : schéma de structure de la Montmorillonite

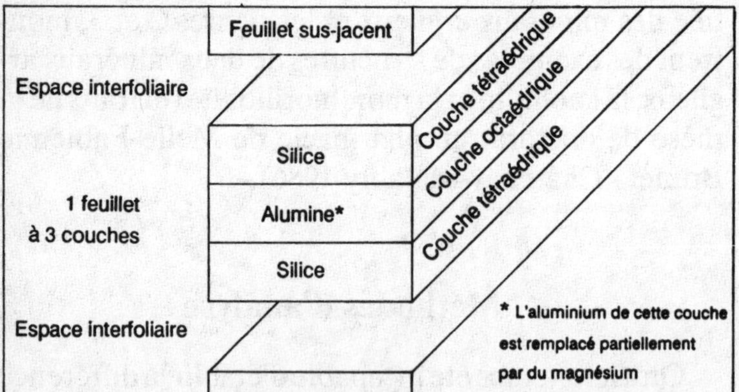

Figure 3 : schéma de structure de la Kaolinite

Elles furent donc considérées comme des minéraux amorphes.

L'apparition de méthodes très sophistiquées, rayons X, analyse thermique différentielle au microscope électronique, spectroscopie infra-rouge..., permet aujourd'hui d'analyser structure et composition de façon précise.

Ce sont ces analyses qui ouvrent à la compréhension des propriétés physico-chimiques des minéraux argileux et mieux encore à leurs indications thérapeutiques spécifiques.

		Variétés minérales principales (en fonction des composants essentiels)		
Structure cristalline	**Famille minérale**	**Silicium/ Aluminium**	**Silicium/ Magnésium**	**Silicium/ Fer**
Phylliteuse 2 couches tétraèdre-octaèdre	**Kandites**	Kaolinite Dicktite Halloysite	Antigorite	
Phylliteuse 3 couches tétraèdre-octaèdre-tétraèdre	**Pyrophyllite** **Talc**	Pyrophyllite	Talc	
	Smectites	Montmorillonite Beidellite	Saponite	Nontronite
	Vermiculite		Vermiculite	
	Illites	Illite		Glauconite
Fibreuse	**Palygorskites**		Attapulgite Sépiolite	

Figure 4 : classification simplifiée des minéraux argileux

Extraction - Fabrication

Les gisements d'argile, d'une plus ou moins grande importance, sont exploités à ciel ouvert.

Après une coupe sur la «veine» pour la débarrasser des impuretés, des pierres et autres matières organiques, l'argile est prélevée, analysée et mise à sécher au soleil.

Une fois séchée, elle est triée pour éliminer les impuretés ayant échappé à la première sélection, puis elle est broyée de manière homogène avant d'être mélangée à de l'eau de source pour faire une crème et former, après filtrage, des «pâtons» d'une dizaine de kilos. Ces pâtons sont remis à sécher au soleil avant d'être à nouveau concassés pour donner des granulés.

C'est la première forme de l'argile commercialisée, celle qui sert à confectionner les cataplasmes.

L'argile surfine subit une micronisation à partir de l'argile concassée, ce qui supprime toutes les impuretés résiduelles et notamment les sables.

Cette argile surfine s'emploie pour les masques de beauté, les cataplasmes sur les régions délicates (muqueuses, blessures, irritations...), les gargarismes, bains de bouche et injections (vaginales, rectales) ou même en boisson (eau argileuse ou eau d'argile) bien que beaucoup préfèrent pour cela l'argile surfine blanche.

Signalons, avant de l'expliciter plus loin, que l'argile verte surfine (Montmorillonite) n'a pas les mêmes propriétés que l'argile blanche surfine (Kaolinite,

Attapulgite) et qu'il convient de choisir en fonction de l'affection ou du trouble à traiter.

Conservation

Aucune précaution particulière n'est à prendre pour une bonne conservation de l'argile concassée ou surfine. Un endroit sec est cependant préférable pour éviter son humidification.

Des capacités éprouvées

Les méthodes d'analyse les plus sophistiquées, évoquées au chapitre précédent, permettent aujourd'hui de connaître avec précision la composition chimique de chaque argile, ainsi que leurs diverses structures. C'est à partir de cette connaissance que l'on peut comprendre pourquoi les argiles interviennent dans tel type d'affection. Plus encore, la différenciation physico-chimique entre, par exemple, une «illite» et une «montmorillonite» permet leur utilisation préférentielle selon l'affection rencontrée.

Pendant longtemps, la réputation de l'argile -sans spécification- a été contredite par des échecs thérapeutiques dus uniquement à un mauvais choix de l'argile, attapulgite au lieu de montmorillonite ou l'inverse, par exemple. L'analyse comparative (figure 5) est explicite.

Composition chimique de diverses argiles
(en pourcentage)

Eléments chimiques	Analyse moyenne du CNRS	Argile blanche de Bretagne	Argile verte de Mormoiron	Argile allemande
Silice	31,14 à 41,38	48,67	54,67	59,9
Fer	0,11 à 0,78	0,90	3,75	3,90
Alumine	40,27 à 48,13	36,50	10,28	19,90
Manganèse			0,02	
Chaux	0,05 à 0,13	0,15	0,44	0,60
Magnésium	0,05	0,20	1,85	1,3
Potassium	0,25 à 0,85	1,40	1,17	0,4
Sodium	0,25 à 0,85	0,10	0,66	2,2
Titatre	0,47 à 1,89	0,20	0,55	
Phosphates			0,07	

(extrait de la thèse de doctorat en pharmacie de Mlle Daine Christine - Reims 1985)

Nous verrons que la diversité des composants induit une action chimique spécifique au niveau organique, et que cette diversité traduit un «arrangement» -une structure- différent et donc un «comportement physique» particulier vis-à-vis des molécules et des ions mis en présence d'une argile déterminée.Le choix peut être compliqué en raison de la façon dont est commercialisée l'argile. En effet, jusqu'à présent, il est rarement fait mention du nom de l'argile, vendue le plus souvent avec la seule indication «argile blanche» ou «argile verte».

A l'analyse, si les diverses argiles blanches se révèlent, la plupart du temps, composées presque exclusivement de kaolinite, les argiles vertes montrent au contraire une grande diversité d'origine et de composition. Sous la même appellation, on trouve des argiles qui sont des mélanges de kandite et d'illite et d'autres contenant en plus un taux important de smectite (montmorillonite).

La couleur ne peut donc servir d'élément de choix, et il convient de demander expressément la composition de l'argile que l'on va acquérir afin d'avoir la certitude de son action thérapeutique dans l'affection visée.

Structure

Les argiles sont des roches de couleur variable, couleur déterminée par la présence plus abondante de tel ou tel minéral. La présence de fer *ferreux* (Fe^{++}) apporte à l'argile une teinte verdâtre, alors que le fer *ferrique* (Fe^{+++}) lui confère une coloration rouge brique.

Ces roches sont peu résistantes et se rayent facilement, même lorsqu'elles sont sèches. Elles se brisent alors aisément.

Selon la finesse de leur structure, elles se prêtent plus ou moins bien à la cuisson. Avec les kaolins, on fabrique les porcelaines de Saxe ou de Limoges ; avec des argiles plus tendres et moins fines, on réalise des carrelages, des briques ou des tuiles...

Le terme de «terre glaise» est synonyme de **plasticité**, laquelle est plus ou moins importante selon sa capacité à absorber l'eau. A partir d'une certaine quantité d'eau, l'argile perd de sa cohésion et ses particules se dispersent pour former une solution colloïdale de particules très fines. En mélange avec certains ions minéraux (les ions sodium, par exemple), il se produit une floculation qui donne un gel. C'est cette propriété qui fait de l'argile l'un des émulsifiants les plus recherchés dans l'industrie. Dans ce domaine, la montmorillonite se révèle la plus performante.

Considérées comme imperméables à l'eau, elles le sont plus ou moins selon le type d'ions minéraux contenus dans l'eau mise en leur présence.

L'une des caractéristiques les plus utilisées en thérapeutique classique (base de nombreuses spécialités pharmaceutiques) est le **pouvoir couvrant** des argiles. Il permet en effet la réalisation, par exemple, de pansements gastriques qui réduisent notablement les douleurs en cas d'irritation ou d'ulcère d'estomac. Ce sont alors les argiles phylliteuses (voir plus haut) qui ont les meilleures capacités.

La composition chimique de l'argile détermine également son **pouvoir acide** et donc ses inter-actions avec les corps qu'elle rencontre. Selon le type d'ion minéral présent à la surface d'un feuillet, les échanges seront plus ou moins importants et les actions catalytiques plus ou moins grandes.

Absorption - Adsorption

Nous sommes ici en présence des deux caractéristiques les plus importantes des argiles, lesquelles vont faire comprendre la plupart de leurs effets en thérapeutique.

Ces deux termes, souvent confondus, se définissent ainsi (selon le Petit Robert) :

*- **absorption** : action de laisser pénétrer et de retenir un liquide ou un gaz dans sa substance.*

*- **adsorption** : rétention à la surface d'un solide des molécules d'un gaz ou d'une substance en solution ou en suspension.*

Le **pouvoir absorbant** des argiles est le mieux connu. Les argiles absorbent aussi bien les gaz que l'eau. D'où leur utilisation pour décolorer ou désodoriser. Vous pouvez faire l'expérience : placer un récipient ouvert contenant de l'argile fine dans un réfrigérateur afin de supprimer les odeurs des différents produits en présence.

Les argiles fibreuses (voir plus haut) montrent ici une plus grande capacité à absorber que les argiles phylliteuses. Ainsi, une attapulgite absorbe 40% de liquide (par rapport à sa masse), alors qu'une illite se contente de 25% et une montmorillonite de 20%.

La capacité d'adsorption des argiles découle de la structure en feuillets superposés, entre lesquels des molécules organiques peuvent se fixer. L'intensité de l'adsorption est fonction de la force de liaison existant entre deux feuillets adjacents. Ici, l'argile la plus performante est la montmorillonite dont les forces électrostatiques de liaison sont très faibles. Elle a donc, de toutes les argiles, le pouvoir adsorbant le plus élevé.

C'est l'adsorption chimique, ou **capacité d'échange cationique**, qui compte le plus sur le plan thérapeutique.

La charge électrique des argiles leur permet d'adsorber à la surface des feuillets qui les composent des cations qui demeurent échangeables, c'est-à-dire qu'ils peuvent être libérés dans certaines circonstances. On dit alors que ces cations sont «relargués».

On peut aujourd'hui mesurer le pouvoir adsorbant des argiles. Avec une C.E.C. (capacité d'échange cationique) de 80 à 150 milliéquivalents par 100 grammes, la montmorillonite est de très loin l'argile la plus intéressante ; l'illite n'adsorbe que 8 à 10 meq/100 gr et l'attapulgite environ 20 meq/100 gr.

La C.E.C. est sélective selon les cations mis en présence de l'argile qui adsorbe en priorité les ions calcium (Ca^{++}), puis les ions magnésium (Mg^{++}), les ions potassium (K^{+}), les ions hydrogène (H^{+}), les ions sodium (Na^{+})... C'est cette sélectivité qui permet le relargage des cations adsorbés lorsqu'un cation plus élevé dans l'échelle d'adsorption intervient. Le calcium remplace ainsi tous les autres cations adsorbés précédemment et bloque la C.E.C. d'une montmorillonite en suspension. Le sodium, par contre, peut être échangé facilement avec un autre cation.

On constate cependant des différences importantes d'adsorption selon le type de molécule mis en présence de l'argile et les diverses conditions régnant dans le milieu d'échange.

Des comportements «anormaux» de certaines molécules laissent à penser que d'autres mécanismes que la C.E.C. interviennent pour composer une «résultante d'adsorption» dépendant de l'argile considérée et du produit que l'on veut lui voir adsorber.

Des recherches extrêmement nombreuses et poussées ont été consacrées à ce phénomène, recherches qui autorisent à dire que parmi les produits naturels, l'argile est très certainement l'un de ceux dont les propriétés sont les mieux connues.

On sait, par exemple, que le pH (coefficient d'acidité) du milieu dans lequel se produisent les réactions est déterminant quant à la capacité d'adsorption d'une argile. Un pH de 6,8 à 7,2 (pH moyen de l'intestin) augmente sensiblement la capacité d'adsorption de l'attapulgite.

La montmorillonite a été testée avec des alcaloïdes, des acides organiques (acides biliaires notamment), des antibiotiques, des anesthésiques, divers médicaments, etc... Son pouvoir adsorbant a été mis en évidence avec ces diverses substances.

La même argile adsorbe également les bactéries et les virus, de même que les toxines issues de leurs métabolismes. Sa capacité d'adsorption des gaz intestinaux est remarquable.

Par contre, à des doses normales, l'adsorption ne s'exerce pas sur les substances organiques et nutritives, telles que vitamines, oligo-éléments, minéraux ou acides aminés. On parle alors d'adsorption sélective.

Une force naturelle

D'autres études permettent d'aller encore plus loin en ce qui concerne les propriétés des argiles. Un effet d'activation de certains facteurs biologiques (anticorps) a été mis en évidence chez la souris ; certaines argiles activent les facteurs de coagulation, ce qui en fait d'excellents hémostatiques (anti-hémorragiques) locaux ; l'attapulgite parait avoir une action très spécifique dans ce domaine en ce qu'elle active très nettement le facteur V (accélérine) de la coagulation.

Les propriétés des argiles ne sont sans doute pas encore toutes recensées. La nature semble avoir concentré dans ces minéraux tout un ensemble d'effets thérapeutiques dont nous pouvons tirer les plus grands bienfaits, à condition de choisir l'argile qui conviendra au problème à résoudre et d'admettre certaines limites.

Signalons qu'un seul produit naturel peut lui être comparé quant à sa capacité d'adsorption : le charbon de bois. Il lui est même supérieur sur ce seul plan, mais ne couvre pas un spectre aussi large d'actions thérapeutiques. Nous le verrons en association avec les argiles dans certains types d'affections.

Des pouvoirs naturels

Au sein de l'organisme (voie générale interne) ou à son contact (voie locale interne ou voie externe), l'argile agit sur deux plans différents mais complémentaires.

Ses pouvoirs d'absorption et d'adsorption lui permettent d'entraîner hors du corps des molécules ou des micro-organismes indésirables qui en perturbent les fonctions.

Sa composition chimique a également une grande importance en thérapeutique, puisque les ions en provenance de l'argile interviennent pour modifier les échanges intra-cellulaires : reminéralisation, activation de certains mécanismes (coagulation par exemple)...

Il est donc assez logique de constater, cliniquement,

un très large spectre d'action de la thérapeutique argileuse. A ce sujet, un problème, maintes fois mis en avant par les tenants de la médecine officielle, doit être évoqué : les observations de guérison ou de simple soulagement sont celles des malades eux-mêmes, le plus souvent sans qu'une consultation médicale ait apporté la preuve de l'affection soupçonnée. Aussi, le facteur psychologique prend-il une importance qui ne permet pas de lier les résultats à la thérapeutique par l'argile.

Trois objections peuvent cependant être formulées :

- la personne souffrante est la plus à même de s'observer, 24 heures sur 24, et même s'il faut faire une part à la subjectivité, elle sait quels sont ses symptômes ; leur disparition est parfaitement «objective» pour elle.

- les observations des médecins et thérapeutes utilisant l'argile ne sont pas soumises à la même subjectivité ; or ils recensent des résultats difficilement contestables.

- enfin, l'argile est l'un des produits naturels (plantes mises à part, et encore...) pour lequel recherches et communications scientifiques sont nombreuses ; par ailleurs, des laboratoires pharmaceutiques (et non des moindres) proposent une variété de spécialités à base d'argile dont la réputation n'est plus à faire.*Dans notre énumération des propriétés thérapeutiques des argiles, le mot «pouvoir» est utilisé. Il ne doit pas être compris dans un sens ésotérique. Il s'agit, chaque fois, de phénomènes dûment et scientifiquement constatés, même si l'explica-*

tion précise n'est pas toujours décelée.

Pouvoir stimulant

La présence de nombreux oligo-éléments sur les «sites échangeables» de l'argile fournit une explication cohérente de son action de rééquilibrage et de stimulation de l'organisme en cas de fatigue générale. Les «fatigues», aussi bien psychiques que physiques, les asthénies, les états de convalescence, le surmenage, la neurasthénie, etc... sont redevables d'un traitement à l'argile en voie interne générale.

Pouvoir reminéralisant

Les minéraux présents dans une argile spécifique peuvent agir en cas de déminéralisation. Les retards de croissance, le rachitisme, les difficultés ligamentaires, les suites de fractures, bénéficient de l'argilothérapie en voie interne générale, et en voie externe locale, bien sûr.

Pouvoir antiseptique

Les agents pathogènes sont détruits, ou du moins évacués, sans qu'aucun effet secondaire ne soit observé. On emploie l'argile en voie externe locale et en voie interne générale dans toutes les infections bactériennes ou virales (infections intestinales, plaies suppurantes, abcès...).

Pouvoir cicatrisant

Deux actions sont constatées à ce niveau :

- un effet hémostatique par activation de certains facteurs de la coagulation.

- une régénération tissulaire qui réduit les cicatrices. Lors de blessures importantes avec cicatrices inesthétiques, la régénération efface toute trace.

Pouvoir dépuratif

Cette action de l'argile s'exerce à plusieurs niveaux et découle directement de ses deux propriétés principales, l'absorption et l'adsorption. Ces propriétés permettent le drainage des plaies, des suppurations, la résolution des oedèmes, un effet anti-inflammatoire, une adsorption des bactéries, virus et toxines qui les produisent.

Pouvoir sédatif

Dans les cas d'inflammation, d'oedème, de traumatisme, d'ulcération, etc..., les applications d'argile (en voie interne générale et en voie externe locale) permettent la diminution notable de l'inflammation et de la douleur. Efficace également sur les contractures.

Un agent thérapeutique majeur

Les argiles s'intègrent donc parfaitement à l'arsenal thérapeutique naturel, seules (ou en remède principal) ou associées à un traitement global. Nous le rappellerons dans les «fiches thérapeutiques» de manière précise.

La consultation médicale doit s'imposer si des symptômes préoccupants sont présents. L'argilothérapie peut être insuffisante, même dans les cas où elle est indiquée. Il ne s'agit pas d'une panacée, et il faut garder à l'esprit que tout traitement étant individuel, une thérapeutique identique peut agir ou ne pas agir, selon la personne concernée.

Des argiles : où et comment ?

L'utilisation des argiles en thérapeutique fait appel à plusieurs voies, complémentaires ou individuelles, selon l'affection à traiter.

Il est important de bien connaître les modes d'action et les formes sous lesquelles se trouvent les argiles pour optimiser le résultat recherché.

LES ARGILES

La Kaolinite

Elle tire son nom de la région de Chine où elle fut découverte (Kao-Ling). C'est une argile phylliteuse à deux couches (silice 48% et alumine 36,5%). En

France, elle est extraite en Bretagne et dans la région de Limoges.

Sur le plan thérapeutique, elle dispose d'un fort pouvoir couvrant et neutralise les excès d'acidité ou d'alcalinité par régularisation du pH. Elle active les mécanismes de la cicatrisation et réduit la constipation par effet de volume. Elle agit, localement, sur les inflammations. Ses capacités d'absorption et d'adsorption sont bonnes, mais elle reste sans effet sur certains micro-organismes intestinaux. Elle est très largement utilisée en cosmétologie.

On la trouve dans les magasins de diététique sous le nom générique «d'argile blanche». C'est une argile surfine.

L'Attapulgite

Elle doit son appellation à la ville d'Attapulgus, en Géorgie (USA). En France, elle est extraite en Provence dans la mine de Mormoiron (Vaucluse).

C'est une argile fibreuse dont le fort pouvoir absorbant (40% de liquide) est à la base de toutes ses propriétés thérapeutiques. Sa capacité d'échange cationique relativement faible (de 15 à 20 milliéquivalents/ 100 grammes) ne lui donne pas de propriétés reminéralisantes très importantes, et elle est essentiellement utilisée pour son pouvoir couvrant.

Elle est généralement de couleur blanche, plus rarement verte.

On ne la trouve pas en diététique, mais elle est à la base de nombreuses spécialités pharmaceutiques mises au point depuis une trentaine d'années par un grand laboratoire.

L'Illite

C'est une argile verte assez commune dans le nord de la France et dans le Bassin parisien.

Il s'agit d'une argile phylliteuse à trois couches, composée essentiellement de silice (36,5%), faiblement dosée en alumine (environ 9%), à tendance calcique (près de 14%) et riche en fer (près de 9%).

Ses principales qualités sont fonction de son bon pouvoir d'absorption (environ 25%) qui permet le «pompage» des impuretés (cosmétologie, plaies, suppurations...). Par contre elle est de toutes les argiles celle dont le pouvoir d'adsorption est le plus faible (moins de 10 meq/100gr).

Elle donne de bons résultats dans les problèmes oedémateux (entorses, foulures, traumatismes, gonflements...). Elle est peu reminéralisante.

Elle est vendue en diététique sous la seule appellation «argile verte», et doit donc être distinguée de la Montmorillonite, argile verte également, dont les propriétés thérapeutiques sont sensiblement différentes. Il est à noter que l'Illite est rarement commercialisée pure, mais la plupart du temps en association avec de la kaolinite et de la chlorite. Rappelons que la chlorite est proche de l'illite dont elle est issue.

La Montmorillonite

Appelée généralement «Argile verte de Provence», elle est extraite de la mine de Mormoiron (Vaucluse).

C'est une argile phylliteuse à trois couches à forte concentration en silice (54,67%), bien équilibrée dans sa composition minérale (alumine 10,28%, magnésium 1,85%, fer 3,75%, potassium 1,17%...).

C'est l'argile la plus complète quant à ses propriétés thérapeutiques grâce à un très fort pouvoir adsorbant qui varie de 80 à 150 meq/100gr. Son pouvoir d'absorption est plus faible (environ 20%).

Elle est très reminéralisante et détoxicante, et on la trouvera très souvent recommandée dans les fiches thérapeutiques.

Sa région d'extraction et son séchage au soleil prov nçal lui confèrent certainement une valeur énergétique supérieure à celle des autres argiles en raison de la capacité des minéraux argileux à capter l'énergie pour la restituer.

On la trouve sous plusieurs formes, en morceaux (concassée) ou en fine poudre (surfine). Elle convient aux usages externe et interne.

L'argile d'Allemagne

C'est la «Ludos» ou «Luvos». Elle est moins connue, mais est employée avec succès en Allemagne depuis de très nombreuses années. Elle est également distribuée dans certains magasins de diététique.

De couleur gris-orangé, c'est une argile surfine dont la teneur en silice est la plus forte parmi toutes les argiles utilisées en thérapeutique (près de 60%). Elle contient également de l'alumine (20%) et du fer (4%).

D'après les observations cliniques faites en Allemagne depuis le siècle dernier, il semble qu'elle ait des applications thérapeutiques assez polyvalentes.

LEURS UTILISATIONS

Après le choix de l'argile elle-même, en fonction de l'effet que l'on souhaite obtenir, il convient de déterminer le mode d'utilisation.

Deux voies principales existent, de toute évidence : la voie interne et la voie externe ; mais il y a dans chaque catégorie plusieurs manières d'utiliser l'argile.

Dans tous les modes d'utilisation décrits ci-dessous, il faudra veiller à ne pas «perturber» l'argile par des ustensiles oxydables ou conducteurs.

Eviter donc les cuillers et récipients en métal (sauf acier inoxydable 18/10, austénitique) et préférer le verre, le bois ou la terre, ou bien le plastique alimentaire neutre.

Une mesurette à café convient très bien pour calculer la dose d'un verre d'eau d'argile ou d'eau argileuse. C'est la mesure que nous emploierons car elle correspond à peu près à deux cuillerées à café.

La voie interne générale (VIG)

Il s'agit de l'absorption d'argile par le système digestif. Cette utilisation produira un effet local sur les muqueuses des organes traversés et une action générale par libération de certains ions minéraux contenus dans l'argile (libération «d'énergie» également) et par absorption et adsorption de molécules et micro-organismes, indésirables pour l'organisme, qui seront éliminés dans les selles.

L'eau d'argile est le moyen de faire connaissance avec cette thérapie. Délayer dans un verre d'eau minérale ou de source (pas d'eau du robinet, calcaire et chlorée) une mesure à café d'argile surfine (verte ou blanche - nous verrons dans les fiches laquelle choisir en fonction du problème), laisser reposer toute la nuit et boire le matin à jeun l'eau sans remuer le dépôt au fond du verre.

Cette méthode permet à l'eau de se charger des ions minéraux contenus dans l'argile, sans en prendre la «matière». Elle convient souvent mieux, au début, aux personnes ayant des problèmes de constipation.

Après huit jours, il est souhaitable de passer à l'eau argileuse pour bénéficier de tous les pouvoirs de l'argile.

L'eau argileuse se prépare de la même manière, avec les mêmes précautions, mais le matin on remue avec une cuiller en bois ou en plastique de manière à former une suspension que l'on boit avant qu'elle ne se redépose.

Toute la force de l'argile est alors disponible pour l'organisme. Surveiller le fonctionnement intestinal de manière à éviter la constipation. Revenir à l'eau d'argile si un ralentissement intestinal perdurait plus de 48 heures. Il est possible de pallier cet inconvénient en ajoutant à l'argile de la poudre de réglisse ou du charbon de bois en poudre qui activent le transit intestinal.

Les anciens conseillaient de faire des cures de 21 jours en accord avec les phases de la lune : débuter la prise d'argile en lune montante.

La voie interne locale (VIL)

Les pratiques recensées ici utilisent l'eau argileuse telle qu'elle est décrite plus haut.

Les bains de bouche et gargarismes pour tous les problèmes stomatologiques et les infections rhino-pharyngées.

Les irrigations nasales pour les infections rhino-pharyngées. Certains préfèrent l'emploi du sérum physiologique au lieu de l'eau en mélange avec l'argile.

Les injections vaginales donnent d'excellents résultats dans les problèmes infectieux et les mycoses. Elles se pratiquent au bock à lavement ou à la poire. Deux ou trois mesures à café d'argile surfine pour un litre d'eau. Bien homogénéiser juste avant l'emploi. Ici, comme pour l'eau argileuse, il est bon de laisser reposer le mélange quelques heures avant de faire l'injection.

Les lavements, avec le même type de matériel et les mêmes conseils ; on doublera les doses d'argile par rapport à l'injection vaginale. Pour tous les problèmes circulatoires ou de prurit.

La voie externe générale (VEG)

Elle consiste en une application d'argile sur l'ensemble du corps ou en un bain complet dans de l'argile (pâte assez liquide à laquelle on ajoute du gros sel marin).

Ces deux pratiques se font le plus souvent dans les stations thermales, mais il est parfaitement possible de les réaliser chez soi.

L'enveloppement d'argile se réalise à partir d'une pâte d'argile assez consistante que l'on applique à l'aide d'une spatule en bois sur l'ensemble du corps en couche pas trop épaisse, visage et cheveux compris. On s'installe ensuite, assis, au soleil (si la saison le permet) jusqu'à ce que l'argile sèche ou bien qu'une sensation d'énervement apparaisse. Laver soigneusement avec un gant de toilette, sans frotter, puis s'allonger dans un endroit calme, tempéré et à l'abri de la lumière. Dormir si le besoin s'en fait sentir ; se reposer en tout cas une bonne heure.

Cet enveloppement agit, localement, sur la peau, mais est aussi un bon moyen de revitalisation générale. L'argile verte de Provence (Montmorillonite) s'impose.

Le bain d'argile est plus délicat à pratiquer si on ne dispose pas d'un grand bac, en bois ou en plastique. Dans une baignoire, il faut la vider à l'extérieur afin de ne pas risquer de boucher les canalisations.

Faire une pâte assez liquide, tiède ou chaude (40° maximum) selon le problème à traiter et le moment de la journée. La durée du bain peut aller jusqu'à 30 ou 40 minutes, mais il est préférable de commencer par une durée inférieure (5 ou 10 minutes). Renouveler la séance tous les 2 ou 3 jours.

Certains thérapeutes estiment qu'il est possible

d'utiliser la même argile pour plusieurs bains, ce n'est pas notre avis. L'importance des phénomènes énergétiques au sein de ce minéral nous fait conseiller de jeter l'argile après un seul usage, surtout pour les malades qui y «déchargent» littéralement leurs énergies perturbées par la maladie (ou cause de la maladie...), ainsi que les «impuretés» absorbées et adsorbées.

Le bain d'argile convient essentiellement à toutes les affections de type rhumatismal, chroniques ou aiguës. Il soulage et soigne aussi les affections de peau généralisées et se révèle d'une grande efficacité dans de nombreux problèmes nerveux (dépression, anxiété, angoisse, insomnie...).

La voie externe locale (VEL)

C'est l'utilisation la plus connue et la plus appliquée de l'argile : **le cataplasme.**

La préparation du cataplasme répond à des critères très précis dont il convient de tenir compte pour optimiser le résultat escompté.

Prendre, indifféremment, de l'argile verte surfine ou concassée (Illite ou Montmorillonite selon l'affection), la placer dans un récipient neutre (bois, verre, terre, inox 18/10 ou plastique alimentaire) et recouvrir d'eau (là encore il est souhaitable d'éviter l'eau du robinet) sans remuer. Placer le récipient au soleil, recouvert d'une gaze ou d'un tissu mince. Laisser reposer quelques heures. L'argile s'imprègne de l'énergie solaire et de l'eau, et si les quantités respectives d'eau et d'argile sont correctes, il n'est pas nécessaire de remuer après coup. Au début, il vaut mieux mettre un peu trop d'eau car il est plus simple d'épaissir la pâte avec une poignée d'argile surfine.

Selon l'affection à traiter, on pourra faire réchauffer l'argile nécessaire à «un» cataplasme, soit au soleil ou près d'une source de chaleur ou au bain-marie, jamais directement, et sans dépasser 25 ou 30° (la chaleur, au-delà de 35 à 40° produit une modification des propriétés de l'argile).

Etendre l'argile à l'aide d'une spatule en bois sur un tissu non synthétique et appliquer directement sur la partie à traiter après l'avoir nettoyée.

S'il s'agit d'une plaie, d'une ulcération, d'un endroit sensible, interposer une gaze entre le cataplasme et la blessure.

Appuyer sur le cataplasme pour qu'il adhère correctement et le maintenir (selon l'endroit où il se trouve) avec une bande, une serviette de bain..., sans serrer ; entourer la partie traitée avec une étoffe de laine ou de flanelle ; si la personne est alitée et faible, bien la couvrir.

Un cataplasme se garde plus ou moins longtemps selon sa localisation et le problème concerné. Dans tous les cas, l'enlever si une sensation de malaise ou d'énervement intervient. Cependant, on peut le renouveler au bout de quelques heures. Malgré l'avis de certains thérapeutes, éviter de laisser un cataplasme en place toute une nuit, sauf dans quelques cas spécifiques et pour des affections ne mettant pas en jeu un organe complexe (foie, estomac, intestin...).

La durée moyenne d'un cataplasme varie de 2 à 3 heures. Il convient de l'enlever lorsqu'il devient chaud. En principe, il se détache de lui-même à ce moment là. Après l'avoir ôté, laver à l'eau tiède sans frotter.

Jeter l'argile ayant servi à confectionner un cataplasme, elle ne doit en aucun cas être réutilisée. Laver soigneusement les tissus ayant été au contact direct de l'argile.

Le nombre de cataplasmes à appliquer au cours de la même journée est variable en fonction de l'affection à traiter. Cependant, pour un effet optimum, il est bon d'en faire au moins 2 ou 3.

Dans les problèmes aigus, on peut, **sans danger**, faire suivre un cataplasme par un autre, et cela tout au long d'une journée. Dans ce cas, bien sûr, il importe qu'une consultation médicale ait déterminé la gravité de la situation et que d'autres mesures thérapeutiques aient été prises (si besoin est) afin d'enrayer le mal.

Rappelons une nouvelle fois que l'argile n'est pas une panacée et qu'il faut bannir l'attitude consistant à ne s'en remettre qu'à ce seul remède pour certains problèmes délicats. Ce serait aller à l'encontre du projet initial : la guérison.

Il n'est aucun endroit du corps qui ne puisse bénéficier de l'application de cataplasmes d'argile. Cependant, les modalités diffèrent quelque peu et des précautions spécifiques sont à prendre.

Sur la tête

Dans les cas de migraines ou céphalées, de difficultés circulatoires, on pose le cataplasme sur le front ou la nuque. Mettre une gaze entre l'argile et les cheveux si l'on veut éviter que celle-ci n'adhère. Maintenir avec une bande ou un large foulard, sans serrer.

Sur les oreilles

On peut agir indirectement autour des pavillons, derrière et devant, ou sur l'oreille elle-même (en cas d'inflammation ou de suppuration) en prenant la précaution d'obturer le conduit auditif avec un coton que l'on peut imbiber légèrement d'huile essentielle de lavande ou de romarin (désinfectantes).

Sur les yeux

Pour les cas de migraines ou de douleurs oculaires, les conjonctivites, les irritations, ..., commencer par un cataplasme sur le front que l'on fait suivre, après 1 heure ou 2, d'un cataplasme direct sur un oeil, ou les deux si le malade le supporte. Fermer les yeux au moment de l'application.

Pour la gorge

Dans une angine ou une irritation, on place alternativement le cataplasme sur la nuque et sur la gorge directement, mais jamais tout autour du cou. Ne pas serrer bien sûr. L'angine peut être un problème sérieux qui prend parfois des formes graves à surveiller. Un avis médical est indispensable si les symptômes persistent.

Sur la poitrine

Le cataplasme doit être large et peu épais. Pour un

malade alité, faire chauffer le cataplasme pour éviter la sensation de froid.

Sur le dos

Un cataplasme large également mais plus épais. Le cas spécifique d'un cataplasme sur **la colonne vertébrale** demande une largeur minimum de 15 à 20 cm et il doit être appliqué de haut en bas, des cervicales au coccyx. Bien maintenir pour une adhérence maximale.

La région cardiaque et l'estomac

Ces régions organiques nécessitent une grande prudence lors des applications. Pour le coeur, ne pas faire de cataplasmes à des personnes présentant des lésions ou des affections graves.

Pour les troubles fonctionnels, commencer par des traitements à l'eau argileuse (dans laquelle on trempe un linge que l'on pose sur la région cardiaque), puis faire des cataplasmes minces et peu étendus. Ne pas laisser en place plus d'une heure et enlever si une gêne s'installe. A faire loin des repas.

Pour l'estomac, il n'y a pas de contre-indication majeure, sauf celle qui impose de placer le cataplasme loin des repas, 2 heures avant ou 2 heures après. Confectionner un cataplasme large et épais.

Le foie et la vésicule biliaire

Ils font partie des endroits privilégiés pour l'application de cataplasmes. La différenciation doit se faire entre engorgement hépatique ou biliaire : le foie acceptant généralement bien un cataplasme froid, alors que la vésicule préfèrera un cataplasme tiède ou franchement chaud. A poser loin des repas, assez épais et large, entourant le côté du corps, assez haut sur les côtes, côté abdominal et dorsal.

Le bas-ventre

C'est une région importante pour les cataplasmes qui ont une action générale détoxicante en «attirant» les toxines vers les voies d'élimination. De plus, l'intestin est la région du corps la plus exposée aux infections bactériennes et microbiennes. On utilise ici des cataplasmes très épais et larges. *Les femmes doivent s'en abstenir pendant leurs règles.*

Sur les reins

Il convient de couvrir les deux reins à la fois par un cataplasme large et assez épais.

Sur les membres

Les cataplasmes, épais, doivent être fréquemment renouvelés.

Sur les parties sexuelles, le périnée et l'anus

Les cataplasmes partent du coccyx jusqu'au bas-ventre ; maintenir par un linge qui passe entre les jambes et remonte vers la taille (dans le dos et sur le ventre) ; enrouler une bande autour de la taille sans serrer. Appuyer sur le cataplasme pour renforcer l'adhérence de l'argile qui doit avoir une consistance assez forte. On peut, si on le désire, interposer une gaze entre l'argile et le corps.

Il est parfaitement possible de mettre en place plusieurs cataplasmes, en même temps sur des parties différentes du corps. La seule contre-indication serait une sensation désagréable éprouvée par le patient. Dans les cas de migraine ou céphalée, un cataplasme sur la tête, associé à un cataplasme sur le bas-ventre et/ou sur le foie, donne de bien meilleurs résultats le plus souvent.

La digestion

Le tube digestif voit s'accomplir dans son sein les mécanismes **primordiaux** visant au maintien de la vie qui sont la nutrition et l'élimination des déchets. Par lui peut se conserver la santé d'un organisme, et c'est par lui que la maladie y pénètre.

Les aliments que nous mangeons doivent nous permettre de construire notre organisme, de le réparer et de lui apporter l'énergie dont il a besoin pour fonctionner. Au cours du cycle de la nutrition, ces aliments passent par plusieurs étapes. Il y a la dissociation en éléments simples, «reconnaissables» par les cellules humaines, l'assimilation de ces nutriments par les cellules qui en ont besoin et leur utilisation. Par ailleurs, dans ces différentes étapes, le corps sépare des nutriments utiles les éléments dont il n'a pas besoin ou qui lui sont étrangers, **les déchets**, qu'il confie aux organes chargés de leur évacuation.

L'«humanisation» des aliments commence dès avant votre assiette par le choix que vous en faites, elle se poursuit dans la bouche, puis dans l'estomac, pour s'achever dans l'intestin. Ce dernier organe remplit à la fois le rôle de transmission des nutriments à tout l'organisme, et celui de l'élimination des déchets (des aliments et des métabolismes).

Une perturbation de l'intestin, soit à cause d'aliments non physiologiques, soit par une quantité trop importante de déchets métaboliques, constitue souvent la «voie royale» de la maladie. La flore bactérienne intestinale est devenue pathogène et peut migrer vers les autres organes du corps, l'équilibre acido-basique (pH) n'est plus assuré et la paroi intestinale ne remplit plus son office de filtre, l'élimination des déchets est ralentie...

Les argiles sont tout particulièrement adaptées à la régénération du système digestif grâce à leurs capacités d'absorption et d'adsorption. **Elles permettent de traiter, mais aussi de prévenir**.

Rappelons, cependant, que cela ne serait rien (ou peu de choses) sans une remise en ordre de l'alimentation.

Abcès dentaire

Collection de pus dans une cavité créée par l'infection d'une dent. Un traitement local et général est à envisager.

Voie locale externe

Un cataplasme appliqué directement sur la joue en cause, froid, épais, permet d'attirer vers l'extérieur une partie des liquides constituant l'abcès lesquels entraînent avec eux certaines des toxines produites par l'infection. Renouveler toutes les 2 heures. La réduction de l'inflammation et de l'oedème s'accompagne d'une sédation des douleurs.
Type d'argile à utiliser : Illite.

Voie locale interne

A intervalle de 2 ou 3 heures, faire des bains de bouche à l'eau argileuse additionnée de sel marin et de quelques gouttes d'huile essentielle de girofle. Garder le mélange en contact avec les muqueuses quelques instants avant de recracher. L'huile essentielle de girofle est puissamment anti-infectieuse et sédative ; le

sel a également une action contre l'infection ; l'argile, par son pouvoir adsorbant, va agir directement sur les germes responsables de l'infection et sur les toxines qu'ils produisent.
Type d'argile à utiliser : Montmorillonite.

Voie générale interne

Une infection localisée est le plus souvent liée à un état global dans lequel les mécanismes immunitaires sont perturbés. L'intestin et une perturbation de sa flore microbienne sont à l'origine de bien des problèmes infectieux. Pour agir à ce niveau, faire une cure d'eau d'argile (pour commencer, si vous n'êtes pas familier de cette thérapeutique) ou d'eau argileuse. En adsorbant les bactéries pathogènes intestinales, l'argile les empêchera de migrer vers un foyer local.
Type d'argile à utiliser : Montmorillonite.

Précautions

Il est évident que si l'origine de l'abcès est une carie mal soignée (ou pas soignée), il convient de prendre rapidement rendez-vous avec son dentiste. Même une fois l'infection et l'abcès réduits. Le faire très vite si l'argile ne donne pas de résultats rapides (24 ou 48 heures au plus).

ADJUVANTS

Les états infectieux relèvent directement de l'oligothérapie. Prendre, chaque jour, 3 ampoules de Cuivre et deux ampoules (ou doses) de Cuivre-Or-Argent.

L'huile essentielle de girofle, seule ou associée dans le bain de bouche, a de même une action anti-infectieuse et elle réduit temporairement la douleur.
En infusion, la fleur de mauve, adoucissante, est à conseiller.
En diététique, Propolis Spray a une action anti-infectieuse complémentaire très précieuse.

Aérophagie

Présence d'air dans l'estomac, lequel est régurgité par la bouche (rots) de façon parfois douloureuse ; dilatation de l'estomac, ballonnements après les repas. Origine : mauvaise hygiène alimentaire et nervosité excessive.

Voie générale interne

Ici, l'argile ne prétend pas résoudre le problème mais apporter un soulagement par absorption et élimination des gaz. Boire un verre d'eau argileuse au réveil et 30 minutes avant chaque repas.
Type d'argile à utiliser : l'idéal serait l'Attapulgite grâce à son pouvoir absorbant élevé, mais on ne la trouve qu'en pharmacie sous forme de spécialités «travaillées» comportant des excipients non indiqués dans les formules. A défaut, l'argile blanche (Kaolinite) ou l'Illite donnent de bons résultats.

Précautions

Aucune en particulier.

ADJUVANTS

Le charbon de bois en poudre est également un excellent absorbant des gaz du système digestif. On peut l'associer à l'eau argileuse à raison de 2 cuillers à café ou le boire séparément à un autre moment de la journée, après les repas, par exemple. Une préparation diététique, en comprimés, à base d'argile et de charbon, permet d'allier les deux sous une forme pratique.

En infusion, toutes les plantes anisées (anis, fenouil, cumin, angélique, badiane, carvi...) adoucissent la muqueuse et permettent l'élimination des gaz responsables des malaises.

Dans ce genre d'affection, il est indispensable de modifier son mode d'alimentation afin de supprimer la cause de l'aérophagie. Si la nervosité est concernée (c'est très souvent le cas), il faut également agir dans ce domaine et «préparer» l'instant du repas en se relaxant, abandonner les préoccupations extérieures au moment présent et éviter les discussions sur des thèmes de tension ; manger sans télévision ni radio.

Aphtes

Erosion de la muqueuse de la bouche ; très sensible au toucher. Peut être isolée ou généralisée.

Voie locale interne

Bains de bouche à l'eau argileuse, toutes les deux heures si possible. Ajouter à l'eau argileuse quelques gouttes d'huile essentielle de girofle et de sauge. On peut également prendre une cuiller à café d'argile verte surfine que l'on garde le plus longtemps possible dans la bouche, ou bien encore applications locales, avec une petite spatule en bois, d'argile imbibée d'eau.
Type d'argile à utiliser : Montmorillonite.

Voie générale interne

Les aphtes peuvent être dûs à un agent extérieur (irritation) ou à une modification de la flore digestive et du pH de la salive. Une action générale sur l'organisme n'est donc pas inutile. Cure d'eau argileuse, un verre le matin au réveil.
Type d'argile à utiliser : Montmorillonite.

Précautions

Aucune en particulier. Consultation d'un thérapeute si la situation se répète fréquemment ou si elle se maintient.

ADJUVANTS

Applications d'huile essentielle de sauge, de romarin ou de lavande, à l'aide d'un morceau de coton (ou coton-tige).

Le Lapacho, célèbre plante d'Amérique du sud, est tout à fait indiqué dans ce type d'affection. Faire une décoction (trempage de la plante pendant 12 heures dans de l'eau minérale ou de source froide) et l'utiliser en bains de bouche (garder le plus longtemps possible dans la bouche). On peut également faire une cure de Lapacho (1/2 ou 1 litre par jour) pendant 21 jours.

Mâcher ou sucer de la Propolis, à plusieurs reprises dans la journée.

Colites

Inflammation de la paroi intestinale au niveau du colon (gros intestin). Peut être très douloureuse et produit gaz et ballonnements.

Voie générale interne

Les causes de cette affection, en dehors de lésions congénitales ou acquises, sont du domaine de l'hygiène alimentaire. Une perturbation de la flore intestinale intervient avec modification du pH du milieu. La digestion ne se fait plus en milieu propice et produit des fermentations.

La cure d'argile de 21 jours prend ici toute sa valeur. La réduction des douleurs et des fermentations est relativement rapide ; la poursuite du traitement permet d'éliminer les bactéries pathogènes responsables de l'irritation et régularise la flore et le pH. Boire un verre d'eau argileuse au réveil et à 18 heures.

Il est bon, une fois le problème aigu résolu, de faire périodiquement une cure d'eau argileuse d'une semaine ou plus. On peut également prendre l'habitude

de boire un verre d'eau argileuse chaque matin au réveil tout au long de l'année.
Type d'argile à utiliser : Montmorillonite.

Voie locale externe

Cataplasme sur la région concernée, large et épais, froid ou tiède. Garder en place deux heures, renouveler au moins deux fois dans la journée.
Type d'argile à utiliser : Illite.

Précautions

Surveiller le transit intestinal afin de ne pas laisser s'installer une constipation. Si tel est le cas, débuter le traitement avec de l'argile blanche (Kaolinite) qui augmente fréquemment le transit, avant de passer à la Montmorillonite. Voir aussi les adjuvants. Les cataplasmes doivent être mis en place loin des repas, 2 heures avant et 2 heures après.
Si les colites sont fréquentes, ou si les douleurs persistent, la consultation d'un thérapeute est indispensable. Dans la plupart des cas, l'argilothérapie peut être poursuivie concurremment à un traitement médical. Solliciter l'avis de son thérapeute à ce sujet.

ADJUVANTS

Si une tendance à la constipation existe, ajouter à l'eau argileuse de la poudre de réglisse et faire, en même temps à des heures différentes, une cure de charbon de bois en poudre. 2 fois 2 cuillers à café de charbon dans un verre d'eau minérale ou de source. Prendre du pain

bis au levain (ou demi-complet) au lieu de pain complet, supprimer le pain blanc et le sucre raffiné (sous toutes ses formes) ; supprimer les crudités au début de la cure en les remplaçant par des jus de légumes (pomme de terre, chou, choucroute), puis les réintroduire progressivement en surveillant leurs effets. Adopter, au moins pendant le temps de la cure, une alimentation quasi-végétarienne.
En infusion, absinthe, pimprenelle, thym, verveine, mauve et lapacho.

Problèmes dentaires

Caries, gingivites, pyorrhées, arthrites...

Voie locale interne

L'eau argileuse (avec sel marin) en bains de bouche donne d'excellents résultats. Garder l'eau argileuse en contact avec les muqueuses plusieurs minutes avant de recracher. On peut également mettre deux cuillers à café d'argile dans la bouche que l'on garde le plus longtemps possible.
Se laver les dents avec de l'argile verte surfine ou un dentifrice à l'argile (voir le chapitre Beauté).
Type d'argile à utiliser : Montmorillonite.

Précautions

Aucune en particulier si ce n'est que la consultation dentaire s'impose en cas de caries.

ADJUVANTS

Supprimer les sucres raffinés sous toutes leurs formes et adopter une alimentation à base d'aliments com-

plets (pain et céréales). Ne pas négliger les produits frais, fruits et légumes. L'huile essentielle de girofle en onction sur les gencives atténue les douleurs et agit contre les éventuelles infections.
Bains de bouche à la Propolis (Spray ou extrait) et infusions de plantes reminéralisantes (prèle).
Huile vierge de graines de courges, Boisson aux graines de courges (en diététique).

Douleurs et irritations gastriques

Gastralgies, gastrites, régurgitations.

Voie générale interne

Il s'agit d'affections pour lesquelles l'argile est universellement admise et employée. Cure de 21 jours (au moins) d'eau argileuse avant ou après chaque repas (selon ce qui vous réussit le mieux). Poursuivre, après résolution, une semaine par mois ou bien boire, chaque matin tout au long de l'année, un verre d'eau argileuse au réveil.
Type d'argile à utiliser : Attapulgite ou Kaolinite (argile blanche).

Voie locale externe

Cataplasmes sur la région de l'estomac et sur le creux épigastrique. Larges, épais et tièdes, loin des repas (2 heures avant, 2 heures après) ; 1 ou 2 fois par jour jusqu'à réduction du problème. Reprendre dès réapparition des symptômes.
Type d'argile à utiliser : Montmorillonite ou Illite.

Précautions

Surveillance du transit intestinal. Consultation d'un thérapeute si les symptômes persistent.

ADJUVANTS

Plantes adoucissantes, réglisse, mauve, guimauve... en infusions. Tilleul léger le soir afin d'agir sur la nervosité souvent à l'origine des douleurs gastriques. Relaxation...

Prurit et fissure de l'anus

Démangeaisons, parfois violentes de l'anus et du périnée ; fissurations du sphincter anal, avec ou sans prurit.

Voie générale interne

L'intestin, dont l'anus est le prolongement, l'état de la circulation veineuse et un état spasmodique sont en cause. Il convient de régulariser la flore intestinale, le transit et de réduire la migration toxinique de l'intestin vers le système veineux.

La cure d'eau argileuse s'impose à raison de deux verres (au moins) chaque jour. Lui adjoindre, pour régulation du transit du réglisse en poudre.

Type d'argile à utiliser : Montmorillonite.

Voie locale externe

Deux modes d'intervention :

- le cataplasme, large, compact, du coccyx au bas-ventre, à faire deux fois par jour. Laisser en place deux heures si aucune gêne ne survient. Loin des repas.

- le badigeonnage avec une «crème» d'argile ; appliquer le matin (après la selle), à garder toute la matinée, et le soir, à garder toute la nuit. Il est possible de faire un cataplasme le matin avant de quitter son domicile et le badigeonnage le soir au coucher.
Type d'argile à utiliser : Montmorillonite.

Précautions

Le prurit anal, comme toutes les démangeaisons (où qu'elles se manifestent), a très souvent une forte implication nerveuse et psychologique, qui reste ignorée du sujet et (très souvent) du médecin traitant, dont il importe de trouver l'origine sous peine de ne pas résoudre la question. Une consultation homéopathique peut être la clé du problème dans la mesure où l'individualisation du questionnaire et du traitement fait apparaître des médicaments actifs dans cette sphère. Il faut, pour cela, un homéopathe confirmé.
Ne pas négliger le transit intestinal (1 fois par jour au minimum) ; ne pas se retenir, même (et surtout) si la défécation est douloureuse, le mal ne ferait que s'aggraver.

ADJUVANTS

Le bain de siège froid, chaque matin au réveil, bien qu'il ait été décrié depuis qu'une vedette du show-biz l'a conseillé à quelques millions de lecteurs, reste une des thérapeutiques les plus efficaces dans ce type d'affection. Tonifiante générale, et de la circulation en particulier, cette pratique calme la douleur et les

démangeaisons. On peut faire des bains de siège chauds, également, le soir, avec une décoction d'écorce de chêne, de vigne rouge ou de cyprès.
Vigne rouge en boisson, Super Diet (diététique).
Bains locaux avec le Bain n°5 de Salus (diététique).
L'alimentation revêt aussi une grande importance.

Ulcères digestifs

Ulcérations de la muqueuse de l'estomac ou du duodénum (première partie de l'intestin grêle).

Voie générale interne

S'agissant généralement d'irritation des muqueuses d'origine nerveuse et alimentaire dont les signes avant-coureurs (gastralgies) ont été négligés, le schéma d'utilisation de l'argile est le même que pour cette affection. Cure d'eau argileuse, un verre **avant** chaque repas, pendant 3 semaines au moins. Il convient de prendre l'argile avant les repas pour faire un pansement sur la muqueuse avant qu'elle ne reçoive les aliments. Continuer si les douleurs persistent et reprendre de toute manière après un arrêt d'une semaine.

La cure permanente, à raison d'un verre d'eau argileuse le matin au réveil, ne peut que profiter à ceux sujets à ce genre de problèmes.

Type d'argile à utiliser : Attapulgite ou Kaolinite en alternance (1 jour sur deux ou 1 semaine sur deux) avec Montmorillonite.

Voie locale externe

Cataplasmes sur estomac et zone épigastrique comme pour les irritations de l'estomac.
Type d'argile à utiliser : Illite et Montmorillonite (alternance).

Précautions

Les mêmes que pour les irritations d'estomac. Ici la consultation du thérapeute s'impose la plupart du temps.

ADJUVANTS

Les jus de légumes lacto-fermentés de pomme de terre, de chou ou choucroute permettent la cicatrisation des ulcérations, parfois de manière rapide. Les absorber à des moments différents de la prise d'argile (1 heure avant au moins).
En phytothérapie, le Lapacho (anti-infectieux et régénérateur des muqueuses), l'absinthe, le fenouil, la gentiane et la consoude.
Une remise en ordre générale de l'alimentation est indispensable.

Le foie et la vésicule biliaire

Le foie est le «ministre» de l'organisme, selon l'appellation donnée par André Roux dans une de ses études. Cela se vérifie par l'extrême importance de cet organe dans les divers métabolismes qui régissent la vie.

Il est fournisseur d'énergie par transformation et stockage des glucides et lipides, il modifie les protéines alimentaires en protéines humaines, il «humanise» toutes les substances en provenance de la digestion afin qu'elles soient assimilables par les circuits métaboliques ; mais un de ses rôles les plus importants consiste à filtrer le sang veineux pour le débarrasser de ses toxines et les éliminer, par la vésicule biliaire, dans l'intestin et les selles, sous forme de composés, les acides biliaires.

Un mauvais fonctionnement hépatique ou biliaire, par atonie ou surcharge (alimentaire ou toxinique), en diminuant les capacités de filtre du foie, «empoisonne» littéralement tout l'organisme, laissant circuler dans la voie sanguine les toxines qu'il devrait arrêter ou transformer.

Il possède également une fonction dans la constitution de la formule sanguine, régularisant le taux de fer dans les globules rouges et il contrôle les mécanismes de la coagulation.

Le foie a bien d'autres «propriétés», notamment hormonales, qu'il serait trop complexe d'expliciter dans le cadre de cette étude.

La vésicule biliaire, outre son rôle de relais du foie, participe étroitement par ses sécrétions à la digestion. Des sécrétions insuffisantes ou de qualité médiocre ralentissent la transformation du bol alimentaire, produisant fermentations, modification de la flore bactérienne intestinale et modification du pH intestinal. Une flore pathogène se crée, source infectieuse en puissance ; l'équilibre acides-bases du milieu (pH) n'étant plus respecté, la paroi intestinale ne joue plus son rôle de barrière et laisse repartir dans le circuit sanguin les acides biliaires (circulation entéro-hépatique) et les toxines intestinales.

Nous voyons ici, en quelques mots et bien schématiquement, combien le bon fonctionnement hépato-biliaire est vital pour la santé.

On ironise souvent sur le terme «crise de foie» sensé ne rien représenter sur le plan médical. Cela est vrai pour une médecine qui ne s'intéresse qu'au lésionnel. Pour la médecine naturelle, les malaises ressentis à cause d'un foie atone ou perturbé sont à prendre en compte. Ces symptômes sont variés (et individualisés selon le terrain de chacun) : migraines et migraines oculaires, yeux larmoyants (conjonctivite même) et troubles de la vision, bourdonnements d'oreille, problèmes de peau (boutons, eczéma, dartres, furoncles...), digestion laborieuse, constipation ou diarrhée (alternance parfois), mauvais rêves ou cauchemars (surtout entre 1 heure et 3 heures du matin, heure «chinoise» du foie, décalée en fonction de l'heure d'hiver et de l'heure d'été), réveil difficile avec «mauvaise bouche», nausées fréquentes, manque d'entrain, irritabilité ou dépression (alternance souvent), sensation de gêne ou douleurs plus ou moins diffuses et fortes sous les côtes à droite, «dureté» de l'organe au toucher...

Les lésions ou les atteintes infectieuses du foie rendent indispensables la consultation d'un thérapeute exercé ; pour les malaises décrits plus haut, l'argilothérapie peut bien intervenir, même si le renfort de la phytothérapie est particulièrement efficace. Nous donnerons ici un schéma général, valable pour l'ensemble des problèmes hépato-biliaires, y compris les «maladies» (hépatites, ...)

Foie et vésicule biliaire

(schéma général)

Voie générale interne

Le rôle de la cure d'eau argileuse sera de remettre en ordre le milieu intestinal, régulation du pH, adsorption des bactéries pathogènes et de leurs toxines, adsorption des «acides biliaires» ; élimination, donc, de la source infectieuse et bactérienne et frein à la circulation entéro-hépatique, par l'adsorption des acides biliaires et régulation du pH. Nous ne «soignons» pas le foie, nous réduisons sa charge de travail.

Cure de 21 jours à raison de 2 ou 3 verres d'eau argileuse par jour. Arrêt d'une semaine puis reprise pendant 21 jours. Il est bon de prévoir une cure périodique ou d'entretien si le foie est un organe faible habituellement.

Type d'argile à utiliser : Montmorillonite.

Voie locale externe

Le cataplasme vise à décongestionner le foie et sa

circulation périphérique. Il diminue, voire supprime la sensation de gêne ou de douleur.

Faire un cataplasme peu épais au début et tiède (un peu chaud même), suffisamment large. Garder en place deux heures s'il ne survient pas de sensation désagréable. Renouveler plusieurs fois dans la journée en période de «crise». Après une semaine, il est souhaitable d'augmenter l'épaisseur du cataplasme.

L'indication majeure de cette pratique est bien sûr la gêne ou la douleur, mais même sans elles, un mauvais fonctionnement hépato-biliaire justifie le cataplasme.

A faire pendant 21 jours (en même temps que l'eau argileuse) ; reprendre en cas de nouveaux symptômes.

Des cataplasmes locaux (en fonction des troubles associés au dérèglement hépatique) peuvent s'ajouter au traitement de l'organe lui-même. Sur le front ou la nuque en cas de migraine ; sur le front et sur les yeux pour les douleurs et troubles oculaires, près des oreilles, sur l'intestin (bas ventre)...

Type d'argile à utiliser : Illite et Montmorillonite (alternance).

Précautions

Aucune en particulier si ce n'est de mettre les cataplasmes à des moments éloignés des repas (2 heures avant et 2 heures après).

La consultation d'un thérapeute s'impose si la situation se prolonge ou si l'on soupçonne une hépatite ou un ictère.

ADJUVANTS

C'est la phytothérapie qui s'impose dans ce type d'affection, pour sa simplicité d'emploi et la valeur de ses résultats. En teintures mères, en extraits de plantes fraîches, en jus de plantes, en infusion, les plantes suivantes sont à conseiller : artichaut, chardon-béni, chardon-marie, pissenlit, romarin, boldo, menthe, réglisse, souci... En diététique, une préparation spécifique, «Artichaut-Floradix», est à la fois agréable et efficace (2 à 3 doses par jour).

Pour l'adsorption des acides biliaires et leur élimination, la poudre de charbon de bois (2 verres par jour) se révèle très précieuse. Le charbon de bois a en effet un pouvoir adsorbant très supérieur à celui de la meilleure argile, bien que n'en ayant pas les propriétés "chimiques". On peut ajouter le charbon de bois à l'eau argileuse, ou les prendre séparément.

Le jus de citron agit aussi sur le fonctionnement hépato-biliaire et sur la flore intestinale. Le jus frais d'un citron (non traité) peut être ajouté à l'eau argileuse juste avant de la boire.

Une remise en ordre alimentaire est la clé du problème ; sans elle, il ne faut rien attendre du traitement qui ne sera que palliatif et provisoire.

Les poumons et les voies respiratoires

Sans négliger les agents extérieurs, microbes ou virus, la médecine naturelle considère qu'ils ne peuvent se développer que sur un terrain propice et en raison d'une mauvaise réponse immunitaire de l'organisme.

Concernant les affections des voies respiratoires, la surcharge intestinale apparaît comme une constante et la remise en ordre des fonctions de l'intestin comme une solution à la plupart des problèmes. C'est pourquoi nous utiliserons de manière systématique l'argile en voie interne.

Cela ne dispense pas d'une action spécifique sur l'agent infectieux en cause, d'où l'importance accordée aux adjuvants, en phytothérapie et en oligothérapie essentiellement.

Pour les affections chroniques, le même type d'action est à envisager, avec, en plus, une intervention en profondeur sur le terrain. Dans ce cas, l'homéopathie est particulièrement indiquée.

Angines

Inflammation aiguë du pharynx avec oedème, souvent localisée aux amygdales, difficulté à avaler, douleur (parfois latéralisée à droite ou à gauche), sensation d'angoisse, accompagnée de fièvre (quelquefois peu élevée).

Voie locale interne

Les gargarismes à l'eau argileuse salée (avec quelques gouttes d'huile essentielle de romarin ou de lavande) sont souvent rapidement efficaces. Les renouveler plusieurs fois par jour, jusqu'à disparition des symptômes. Garder le gargarisme en contact avec la muqueuse pharyngienne le plus longtemps possible avant de recracher.
Type d'argile à utiliser : Montmorillonite.

Voie locale externe

Cataplasmes tièdes ou chauds (moins de 40°) sur la gorge et sur la nuque en alternance. Garder environ 2

heures. Renouveler le plus souvent possible jusqu'à disparition des symptômes.
Type d'argile à utiliser : Illite.

Voie générale interne

Les amygdales jouent le rôle des troupes envoyées au front en avant-garde de l'ensemble de l'armée. C'est par leur intermédiaire que l'organisme tente de «bloquer» l'attaque infectieuse qui ne peut se développer que sur un terrain favorable. Pour éviter cela, une action générale est souhaitable. Eau argileuse au réveil et vers 11 heures 30 pendant toute la durée de l'affection.
Ce traitement remet en ordre le fonctionnement intestinal et permet de renforcer le terrain et de réduire plus rapidement l'infection.
Type d'argile à utiliser : Montmorillonite.

Précautions

Aucune en ce qui concerne l'argilothérapie elle-même. Surveiller le transit intestinal.
Par contre, une angine peut évoluer de manière délicate ; aussi, si les symptômes durent plus de quelques jours ou bien s'ils sont violents (inflammation importante, fortes douleurs, quasi-impossibilité à avaler...), il faut consulter un thérapeute.
La présence de membranes ou de «peaux» dans la gorge peut faire penser à une affection de type diphtérique ; dans ce cas, et même en cas de doute, la consultation doit être immédiate.

ADJUVANTS

L'homéopathie donne des résultats rapides et excellents, mais elle doit être très individualisée en fonction des réactions de chacun ; ainsi, seul un homéopathe confirmé pourra vous conseiller valablement.

Bourgeons macérat glycériné 1ère décimale : enfants, Rosa canina, Abies pectinata, Betula verrucosa, Vitis vinifera, 20 à 30 gouttes de chaque 3 fois par jour dans un peu d'eau ; adultes, Betula pubescens, Carpinus betula, Vitis vinifera, 30 à 50 gouttes de chaque 3 fois par jour dans un peu d'eau.

L'oligothérapie est plus facile à utiliser : Cuivre-Or-Argent, 3 ampoules ou doses par jour (à jeun, et avant les repas), Cuivre, 3 ampoules également (10 minutes après) et Bismuth, 3 ampoules (10 minutes après le cuivre). Attendre environ 15 minutes avant de boire ou de manger. Ces trois oligo-éléments ou associations sont spécifiques des états infectieux (cuivre et cuivre-or-argent) et des inflammations et infections de la gorge (bismuth). Les résultats sont généralement rapides.

Les huiles essentielles, à distance importante du traitement homéopathique s'il y en a un, en onction sur la gorge ou mélangées au cataplasme d'argile ont également une action anti-infectieuse ; romarin, lavande, girofle. On peut aussi en mettre quelques gouttes sur la langue ou faire des «touches» légères sur les amygdales avec un coton-tige.

En infusion, eucalyptus, romarin, thym, sauge et

mauve. La vitamine C, qui renforce les défenses immunitaires, accompagne bien l'ensemble du traitement (Acérola Plus, en diététique).
Enfin, la propolis (produit de la ruche) à mâcher, en élixir, ou en spray, est un puissant antibiotique naturel. On peut, sans danger, en prendre tout au long de la journée.

Asthme

Spasme des bronches et des bronchioles, avec difficultés respiratoires parfois sévères, sécrétions bronchiques importantes, oedème bronchique. La médecine naturelle distingue entre «asthme allergique» et «asthme arthro-infectieux» lequel est une manifestation chronique.

Voie locale externe

Cataplasme très large mais peu épais sur la région thoracique. Garder en place 2 heures, renouveler 2 fois par jour pour les états chroniques ; dans les crises aiguës, on peut le renouveler immédiatement jusqu'à cessation des symptômes les plus importants.
Placer les cataplasmes alternativement dans le dos et sur la poitrine.
Pour l'asthme chronique, un cataplasme quotidien sur le foie est à envisager pour lui rendre ses fonctions de filtre sanguin ; c'est en effet la défaillance de cet organe qui provoque un état toxémique responsable des manifestations asthmatiformes.

Dans les asthmes chroniques, appliquer ce programme pendant 21 jours, arrêter une semaine et reprendre.

Type d'argile à utiliser : Illite, Montmorillonite (l'une ou l'autre ou en alternance) ; sur le foie, Montmorillonite.

Voie générale interne

Toutes les affections des voies respiratoires ont leur source dans une perturbation de la flore intestinale.

Prendre 3 verres d'eau argileuse par jour dans les moments de crise ; cure d'entretien, un verre chaque matin au réveil.

Type d'argile à utiliser : Montmorillonite.

Précautions

Cette affection est très invalidante et assez délicate à résoudre. Elle peut revêtir des aspects aigus très violents et spectaculaires avec sensation d'étouffement importante, cyanose (bleuissement du visage), voire syncope. Elle demande le plus souvent l'intervention d'un thérapeute confirmé.

ADJUVANTS

Chez les enfants, et dans les manifestations aiguës, l'origine (**en plus** de la présence d'un possible agent extérieur allergène) se trouve dans l'acidification excessive de l'organisme venant d'une alimentation trop riche en sucres et en viandes. On constate, **très généralement**, que la réduction importante, voire la suppression, des sucres (sous toutes leurs formes), des farineux raffinés et des viandes (et poissons), fait s'espacer et disparaître les crises.

Dans les cas chroniques, ce que la médecine naturelle appelle «l'asthme arthro-infectieux», une remise en ordre de l'alimentation doit également intervenir, mais il faut un traitement plus global nécessitant l'intervention du thérapeute.

Oligothérapie-états aigus, Manganèse, 1 dose ou une ampoule lundi et vendredi (s'il y a réactivation des crises, cesser 10 jours, reprendre avec une dose par semaine) ; Soufre, 1 ampoule mardi, jeudi, samedi ; Lithium, 1 ampoule chaque jour à 18 H.

En plus des bourgeons déjà cités pour les angines, il convient d'ajouter Viburnum lantana ; enfants 10 à 20 gouttes, 3 fois par jour dans un peu d'eau ; adultes, 30 gouttes, 3 fois par jour dans un peu d'eau ; pour les adultes, ajouter également Rosa canina, 30 gouttes, 3 fois par jour.

Les huiles essentielles apportent un soulagement souvent rapide pendant les crises : lavande vraie, romarin, en onction sur la poitrine et le dos ou en mélange dans le cataplasme d'argile.

En infusion, drosera, tussilage, romarin, thym, lavande et lapacho.

Une cure périodique de Bio-Germanium (en diététique) peut permettre le renforcement des défenses naturelles. Dans les crises, Bain n° 1 de Salus.

Bronchites

Inflammation diffuse de la muqueuse bronchique. On distinguera entre les états aigus et chroniques.

Voie générale interne

Il importe de réduire les foyers infectieux à leur source, tout en s'attaquant à l'inflammation locale.
Cure intensive (3 verres par jour) d'eau argileuse pendant toute la durée de la bronchite s'il s'agit d'un état aigu. Pour les bronchites chroniques, 1 verre chaque jour à jeun.
Type d'argile à utiliser : Montmorillonite.

Voie locale externe

Cataplasme, sur le dos le matin et sur la poitrine le soir ; le faire assez large, peu épais et tiède, garder environ 2 heures. Le soir, faire en même temps un cataplasme sur le bas-ventre, de même durée, mais plus épais.

Pour les bronchites aiguës, on peut faire 1 cataplasme à la mi-journée en plus des 2 autres.

Pour les bronchites chroniques, programme ci-dessus pendant 21 jours, arrêt d'une semaine et reprise pendant toute la durée du traitement associé, et jusqu'à disparition des symptômes.

Type d'argile à utiliser : Illite (poitrine) et Montmorillonite (bas-ventre).

Précautions

Aucune concernant les applications de l'argile. Il importe, comme dans tous les mécanismes inflammatoires et infectieux, de surveiller le transit intestinal. Dans les crises aiguës, particulièrement chez les enfants, la fièvre peut monter très fortement. Il ne faut pas s'en affoler, mais être vigilant et solliciter l'avis d'un thérapeute si elle persiste et surtout si elle reste constante.

Dans la plupart des cas, le traitement médical peut être accompagné du programme ci-dessus. Si une antibiothérapie se révèle indispensable (choisir un thérapeute qui n'a pas tendance à l'utiliser de manière systématique), interrompre l'argile en voie interne générale pendant la durée de la prise d'antibiotique. Faire une cure de 21 jours d'eau argileuse juste après (1 verre par jour à jeun).

Pour les bronchites chroniques, un programme complet doit être établi par un thérapeute. Ici, l'antibiothérapie ne se justifie pas.

ADJUVANTS

Bronchites infectieuses aiguës

L'oligothérapie s'intègre bien au programme. Pour les enfants, Manganèse-Cuivre, 1 dose ou 1 ampoule à jeun et 1 à 11H30, Cuivre-Or-Argent, 2 doses ou ampoules (10 minutes après le précédent), Cuivre, 3 ampoules par jour (10 minutes après et le soir à 18H). Pour les adultes, Cuivre-Or-Argent, 3 doses ou ampoules par jour, Cuivre, 3 ampoules par jour (10 minutes après).

Même programme que pour les angines en ce qui concerne les bourgeons de plantes.

Huiles essentielles de romarin, girofle et lavande vraie, en mélange (50 gouttes de lavande, 30 gouttes de romarin, 10 gouttes de girofle), en onction sur la poitrine et le dos, ou en mélange avec l'argile des cataplasmes.

Boire beaucoup, eau et jus de fruits. Lavement à l'eau tiède salée si l'intestin fonctionne mal.

Bronchites chroniques

Il importe, bien sûr, de supprimer l'agent inflammatoire, la cigarette souvent. Remise en ordre générale de l'alimentation.

L'oligothérapie doit s'adapter à votre diathèse, il faut donc consulter un oligothérapeute. Dans tous les cas, 1 dose ou ampoule de Cuivre-Or-Argent le matin à jeun, 3 jours par semaine.

Huiles essentielles : les mêmes que précédemment.

Dans tous les cas :

Infusions de bourgeons de sapin, thym, violette, eucalyptus, plantain, lapacho...
Compléments diététiques : Acérola Plus (vitamine C), Propolis, sirop fenouil et pin.

Laryngites

Inflammation du larynx avec altération de la voix qui peut être rauque, étouffée ou striduleuse.

Argilothérapie

Le programme à suivre est le même que pour les angines.

Précautions

Il s'agit d'affections fréquentes en hiver, qui accompagnent ou font suite à une manifestation infectieuse du type grippal. Elles sont la plupart du temps rapidement oubliées.

Cependant, comme pour l'angine, les complications qui peuvent apparaître sont sérieuses.

L'atteinte diphtérique peut être envisagée avec l'apparition de membranes dans la gorge.

Chez les enfants, l'un des développements les plus graves est la laryngite striduleuse oedémateuse dans laquelle l'inflammation s'accompagne d'un gonfle-

ment de l'épiglotte et des cordes vocales. Un empêchement respiratoire peut survenir et l'hospitalisation est indispensable.
Dans tous les cas où les symptômes ne cèdent pas rapidement au traitement, le thérapeute doit intervenir, au moins pour rassurer par un diagnostic fiable.

ADJUVANTS

Le même programme que pour l'angine peut être appliqué avec succès. Penser à ajouter des calmants pour la toux qui peut être douloureuse. Choisir des sirops homéopathiques qui adoucissent tout en traitant. Il existe également des pâtes à sucer à base de réglisse et de sambucus (sureau) qui réduisent bien les irritations dues à la toux ; choisir de préférence celles qui ne contiennent pas de sucre.
Chez les enfants, les bourgeons de plantes en macérat glycériné 1ère décimale, renforcent admirablement le système immunitaire et calment très rapidement les toux douloureuses, notamment au coucher et pendant la nuit. Betula verrucosa, Rosa canina, Abies pectinata, 50 gouttes de chaque avant les trois repas et lorsque survient la toux.
Infusions de sureau, mauve, ronce et mûre sauvage.
Complément diététique : Acérola Plus et sirop de propolis.

Maux d'oreilles

Douleurs plus ou moins fortes de l'oreille, avec (souvent) une baisse de l'audition, faisant généralement suite à une infection des voies respiratoires supérieures. Peut être banale et de courte durée ou se transformer en otite plus ou moins grave.

Voie locale externe

Cataplasme froid ou tiède derrière l'oreille (sur les mastoïdes). A conserver 2 heures en place s'il ne survient pas de gêne particulière. Renouveler plusieurs fois par jour en phase aiguë. En cas d'otite externe (inflammation du conduit auditif), le cataplasme peut se poser sur l'oreille elle-même, en obturant le conduit avec un coton imbibé d'huile essentielle de lavande vraie ; garder en place moins longtemps (1 heure environ) et renouveler jusqu'à cessation des symptômes.

Chez les enfants ayant tendance à ce type de problème, un ou deux cataplasmes par semaine dès le mois de novembre et pendant tout l'hiver peuvent se révéler efficaces préventivement.

Pendant la crise aiguë, un cataplasme «associé» sur le bas-ventre ; large et épais.

Type d'argile à utiliser : Illite (oreilles) et Montmorillonite (bas-ventre).

Voie générale interne

Les remarques faites pour les affections respiratoires, auxquelles nous avons associé les inflammations des oreilles, sont encore valables. La cure d'eau argileuse (intensive pendant la crise) se justifie pleinement.

Pour un enfant ayant tendance à répéter ce type d'affection, une cure préventive à raison de 3 verres par semaine d'eau argileuse, à partir de novembre et pendant tout l'hiver, est souhaitable.

Type d'argile à utiliser : Montmorillonite.

Précautions

Une douleur à l'oreille ne doit pas être traitée à la légère, car les complications peuvent être très graves. Si la douleur ne cède pas rapidement, ou si elle se répète trop souvent, la consultation du thérapeute est indispensable.

Dans les traitements préventifs indiqués pour les enfants, surveiller le transit intestinal.

ADJUVANTS

L'homéopathie donne d'excellents résultats mais nécessite l'intervention d'un homéopathe confirmé.

En oligothérapie, nous retrouvons, pour les enfants, Manganèse-Cuivre (2 doses ou ampoules, matin et midi), Cuivre-Or-Argent (2 doses ou ampoules, 10 minutes après) et Cuivre (3 doses, matin, midi et soir). Quelques gouttes de Cuivre dans le conduit auditif donnent parfois d'excellents résultats.
Les huiles essentielles (à distance du traitement homéopathique) de lavande, romarin, girofle, en onction derrière et sous les oreilles, ou mélangées au cataplasme ; **ne jamais mettre d'huile essentielle dans le conduit auditif**, exception pour la lavande vraie sur un coton **à l'entrée** du conduit.

Rhumes-Rhinites-Sinusites

Ecoulement nasal important, avec ou sans état fébrile, pouvant dégénérer en infection des sinus.

Voie générale interne

Ces manifestations sont celles d'un état toxinique que l'organisme tente de réduire par un écoulement d'humeurs. Elles peuvent se compliquer d'une atteinte inflammatoire infectieuse. Pour favoriser les mécanismes d'élimination, une action au niveau intestinal est très souhaitable. S'il n'y a pas de ralentissement du transit, 3 verres d'eau argileuse par jour pendant toute la durée des symptômes.
Type d'argile à utiliser : Montmorillonite.

Voie locale interne

Irrigations nasales d'eau argileuse additionnée de sel marin. Renouveler plusieurs fois dans la journée jusqu'à disparition des symptômes.
Type d'argile à utiliser : Montmorillonite.

Voie locale externe

Dans les cas de sinusites, on peut ajouter aux traitements internes des cataplasmes sur le front, voire sur les yeux, et sur les ailes du nez. Laisser en place 1 heure et renouveler plusieurs fois dans la journée. Continuer quelques jours après cessation des symptômes.
Type d'argile à utiliser : Illite.

Précautions

Aucune concernant le traitement à l'argile. Par contre, comme dans toutes les affections respiratoires, il convient de nettoyer l'intestin, ce que fait l'argile par voie interne générale. Il faut donc surveiller le transit intestinal et intervenir pour l'activer (boissons abondantes comprenant jus de fruits, raisin ou pruneaux).
Si une sinusite dure, une consultation est souhaitable pour envisager une thérapeutique plus globale.

ADJUVANTS

L'homéopathie est encore une fois à l'honneur mais toujours avec les conseils d'un homéopathe confirmé.
En oligothérapie, mêmes conseils que pour les bronchites aiguës.
Le programme anti-infectieux de bourgeons de plantes reste le même que pour les autres infections des voies respiratoires.
Huiles essentielles de lavande vraie et de romarin en touches légères à l'entrée du conduit nasal, plusieurs fois dans la journée. On peut également, avec la lavande, faire des touches nasales à l'aide d'un coton-

tige à l'intérieur des conduits. Difficile avec les enfants, cette technique donne des bons résultats en accélérant l'écoulement avec une action anti-infectieuse rapide. Les huiles essentielles sont à utiliser à distance de la prise de médicaments homéopathiques.
Compléments diététiques : Acérola Plus et propolis.

Rhino-pharyngites

Inflammation infectieuse du pharynx, associée à un écoulement nasal.

Argilothérapie

Traitement associant ceux proposés pour les angines et pour les rhumes et rhinites.

Précautions

Ce sont les mêmes que pour les autres affections des voies respiratoires : surveillance du transit intestinal et consultation d'un thérapeute si les symptômes perdurent.
Les complications éventuelles sont du même ordre que pour les angines ou les laryngites.

Adjuvants

Identiques à ceux suggérés pour les angines et les rhumes ou rhinites.

La circulation du sang

L'argilothérapie, dans les problèmes de circulation sanguine, vise à décongestionner les zones fragilisées où s'expriment les difficultés de la circulation (varices et hémorroïdes notamment).

Elle va agir plus encore sur l'ensemble de l'organisme en tonifiant les principaux organes responsables de cet état, en les débarrassant des toxines en excès.

Comme pour les autres systèmes étudiés, l'origine des troubles devra être recherchée dans une mauvaise hygiène alimentaire : excès de graisses saturées et de déchets uriques (alimentation trop carnée), excès de sucres raffinés et de céréales blanches, manque de fruits et légumes frais et crus...

Le résultat du traitement à l'argile ne pourra être durable, ni même vraiment efficace en l'absence d'une remise en ordre sur ce plan.

Hémorroïdes

Varices par dilatation des veines de la région ano-rectale.

Voie générale interne

La stase veineuse (ralentissement de la circulation de retour) est produite par une surcharge du sang en déchets du métabolisme et l'hypertension du système porte. Un nettoyage de l'intestin et une rénovation de la flore intestinale s'imposent.
Cure d'eau argileuse de 21 jours, une semaine d'arrêt, reprise. Faire cette cure pendant 3 mois au moins, même si les symptômes ont disparu, à raison d'un verre tous les matins à jeun. Il est possible, souhaitable même, de faire une cure plus intensive pendant les premiers 21 jours en prenant 3 verres par jour.
Type d'argile à utiliser : Montmorillonite.

Voie locale externe

Le matin au réveil (avant la selle ou après selon votre rythme), cataplasme assez épais partant du coccyx jusqu'au bas-ventre (y compris sur les organes génitaux). Appuyer pour que l'argile adhère bien sur la partie à traiter. Maintenir avec un tissu tenu autour de la taille. Garder en place de 1 à 2 heures (selon votre emploi du temps).

Le soir, après le lavement (voir ci-dessous), badigeonner largement la région anale avec une boue d'argile qu'on laissera en place toute la nuit.

Type d'argile à utiliser : Illite pour les cataplasmes, Montmorillonite pour le badigeon.

Voie locale interne

Le soir, au moment du coucher, faire un petit lavement à l'eau argileuse salée (1/2 litre ou 1 litre) en position allongée sur le côté droit. Tenter de conserver le liquide le plus longtemps possible de manière à avoir un contact prolongé entre les muqueuses et l'argile.

Type d'argile à utiliser : Montmorillonite.

Précautions

Veiller au maintien d'un transit intestinal suffisant, au moins une selle par jour en dehors de celle provoquée par le lavement (qui ne vide que l'ampoule rectale).

Ne jamais se retenir d'aller à la selle, même si elle provoque des douleurs, le mal ne ferait qu'empirer par augmentation de la pression et accumulation de déchets toxiques. Si des hémorroïdes «ressortent» à ce moment là, tenter de les repousser (sans insister trop fortement) vers l'intérieur pendant le lavage.

ADJUVANTS

De nombreuses plantes ont un effet bénéfique sur la circulation veineuse : Hammamélis, Marronnier d'Inde, Vigne rouge..., en teintures mères, extraits de plantes fraîches, jus de plantes. Les prendre en mélange avant chaque repas. On peut choisir une spécialité en diététique dont la composition est adaptée à ce problème : Ventonic de Salus, et, en usage externe, Bain n°3 de Salus.

La cure de jus de citron (lequel fluidifie le sang) peut être très indiquée.

Le bain de siège froid le matin, après le cataplasme permet la tonification de toute la périphérie anale. Le soir, entre le lavement et le badigeon, faire un bain de siège chaud avec une décoction d'écorce de chêne.

Pour un traitement plus global, si les troubles persistent, l'homéopathie et l'oligothérapie donnent le plus souvent de très bons résultats.

Règles douloureuses

Souvent liées à des problèmes circulatoires, les règles douloureuses ont également des origines diverses qu'il faudra déterminer pour rendre plus efficaces les thérapeutiques adjuvantes.

Voie générale interne

Cure d'eau argileuse, 21 jours par mois, 1 verre chaque matin.
Type d'argile à utiliser : Montmorillonite.

Voie locale externe

Cataplasmes assez larges et très épais sur le bas ventre, du pubis jusqu'à la hauteur des ovaires. Matin et soir, garder en place environ deux heures.
A faire uniquement en dehors de la période des règles.
Type d'argile à utiliser : Illite (matin), Montmorillonite (soir).

Précautions

Aucune, spécifiquement en regard de l'argilothérapie.

Surveiller simplement le transit intestinal car de nombreux troubles de la menstruation ont un rapport direct avec un transit et une flore intestinale perturbés. Dans les cas très aigus, la consultation d'un thérapeute s'impose.

ADJUVANTS

Les fluidifiants de la circulation en phytothérapie, indiqués pour les hémorroïdes, donnent aussi de bons résultats.
Dans le syndrôme pré-menstruel, une carence d'acides gras poly-insaturés (acides gras essentiels) est souvent en cause. Une cure régulière d'huile donagre, d'huile de pépins de cassis (Bio-Cassis, en diététique) permet d'apporter les éléments manquants.
En oligothérapie, bien qu'une cure personnalisée soit souhaitable, les deux oligo-éléments (ou associations), Cuivre-Or-Argent et Manganèse-Cuivre, donnent de bons résultats en rééquilibrant les métabolismes. En alternance, une ampoule ou dose le matin à jeun, 10 jours avant la date présumée des règles.
Si les symptômes persistent, la consultation homéopathique peut s'imposer.

Varices et jambes lourdes

Les varices sont des dilatations des veines par augmentation de la stase veineuse et hypertension. L'origine en est la même que pour les hémorroïdes et les conseils généraux identiques. Les «jambes lourdes» sont un symptôme à ne pas négliger car il souligne une prédisposition aux varices.

Voie générale interne

Même programme que pour les hémorroïdes.

Voie locale externe

Le matin, badigeon avec une boue d'argile de l'aine jusqu'aux pieds. Laisser sécher, en position allongée et les jambes surélevées, avant de laver.
Le soir, large cataplasme tout autour de la jambe sur les zones atteintes. Garder environ deux heures (position allongée, jambes surélevées) si aucune gêne ne survient.

Le même traitement peut intervenir en cas d'ulcérations.
Type d'argile à utiliser : Illite pour les badigeons, Montmorillonite pour les cataplasmes.

Précautions

La consultation d'un thérapeute est indiquée pour le cas où l'affection est étendue, de manière à individualiser les traitements adjuvants, surtout en cas d'ulcérations.

ADJUVANTS

Toutes les plantes indiquées pour les hémorroïdes sont actives pour les varices.
En diététique, Ventonic de Salus.
Dans les cas d'ulcérations, laver les plaies avec le mélange suivant : teintures mères de Clematis vitalba, Calendula, Coryllus avellana.
Ici, également, homéopathie et oligothérapie individualisées sur les conseils d'un praticien exercé.

La peau

Il s'agit ici de l'une des applications les plus anciennes de l'argile. Il avait été relativement facile à nos lointains ancêtres «d'observer» les guérisons, parfois fortuites, obtenues par contact de la peau avec l'argile lors de blessures ou d'affections diverses. Si nul ne comprenait alors le «pourquoi» des résultats obtenus, la sagesse consistait à tenter de les reproduire.

L'argile redonnait une peau ferme et douce, on l'utilisa donc pour conserver aux femmes leur teint juvénile, à Sumer comme en Egypte.

La cosmétique est évoquée dans un chapitre à part, nous ne verrons donc que les affections ou les traumatismes de la peau.

Les maladies ou affections de la peau, quellesqu'elles soient, manifestent un effort de l'organisme pour se débarrasser des toxines en excès. Les organes filtres (foie et reins) étant dépassés par la surcharge, la peau prend le relais.

Dans certains cas, un agent infectieux s'ajoute et aggrave la situation.

Abcès

Collection de pus dans une cavité créée par le développement de l'infection et dont les parois sont constituées du tissu voisin refoulé et modifié. L'origine d'un abcès peut être traumatique (blessure, piqûre..) ou spontanée, mais il s'agit toujours d'une manifestation d'un état toxémique qu'il convient de traiter.

Voie générale interne

Cure de 21 jours d'eau argileuse, le matin à jeun. A faire même si le traitement local donne des résultats plus rapides. Il est important de régénérer la flore intestinale et de rétablir des échanges normaux au sein de l'organisme ; c'est ce que peut apporter la cure d'eau argileuse.
Type d'argile à utiliser : Montmorillonite.

Voie locale externe

Applications de petits cataplasmes épais sur l'abcès lui-même. Laisser en place de 45 à 60 minutes et

renouveler le plus souvent possible (si vos activités vous le permettent, faire des applications continues en changeant l'argile toutes les heures).
Laver à l'eau minérale ou de source salée, ou avec un coton largement imbibé de Calendula en teinture mère (un peu piquant, mais bonne action anti-infectieuse et cicatrisante).
Poursuivre le traitement jusqu'à cicatrisation complète.
Des cataplasmes complémentaires sur le foie et le bas-ventre (1 par jour sur chaque) peuvent aider à une guérison plus rapide.
Type d'argile à utiliser : Illite et Montmorillonite en alternance. Lorsque l'abcès est fermé, Montmorillonite seule. Sur le foie et le bas-ventre, Montmorillonite.

Précautions

Nous sommes dans un domaine où l'argile fait merveille et ne demande aucune précaution particulière.
Si l'abcès s'accompagnait de fièvre et que sa cicatrisation tarde vraiment, montrant une coloration très rouge sur le pourtour avec suppuration permanente, un drainage plus global serait nécessaire qui justifierait l'intervention d'un thérapeute. Un tel abcès est le signe d'un niveau toxémique important que l'argile seule mettrait trop longtemps à réduire.

ADJUVANTS

On peut envisager de compléter le traitement à l'argile par des emplâtres de charbon de bois qui se substitue-

ront à l'argile 2 ou 3 fois dans la journée. Faire un emplâtre assez compact. En boisson, également, deux cuillers à café de poudre de charbon de bois dans de l'eau minérale ou de source, 1 fois par jour.
Les plantes ayant une action de drainage sur le foie et l'intestin complèteront la cure. Extraits de plantes fraîches, jus de plantes ou infusions, thym, buis, lapacho.
En complément diététique, Acérola Plus (vitamine C), et son d'avoine (en cataplasmes à alterner avec l'argile).

Anthrax

Atteinte infectieuse de plusieurs follicules pileux voisins avec suppuration, due à la présence de staphylocoques dorés. Malgré cet agent infectieux, il doit être noté que l'état du terrain est en cause dans sa manifestation.

Argilothérapie

Même schéma thérapeutique que pour les abcès.

Acné

Inflammation des follicules pileux siégeant la plupart du temps au niveau du visage, des épaules et du dos. Complications possibles avec risque de cicatrices inesthétiques.

Voie générale interne

De même que pour toutes les «maladies de peau» (affections centrifuges), il s'agit d'un effort de l'organisme pour se débarrasser des toxines qui l'encombrent. Les organes filtres (foie et reins notamment) sont surchargés, la peau tente d'assurer le relais.
Dès les premières apparitions de boutons d'acné, cure systématique d'eau argileuse, un verre à jeun 6 jours par semaine.
Type d'argile à utiliser : Montmorillonite.

Voie locale externe

Préparer une crème d'argile et badigeonner sur les boutons et assez largement en périphérie. Pour le

visage, faire un masque complet. Laisser en place jusqu'à séchage et laver avec soin. A faire matin et soir.
Type d'argile à utiliser : Illite.

Précautions

Il ne devrait pas être nécessaire d'en prendre, car l'argile, en cure régulière, externe et interne, résout très bien ce problème. Cependant, si aucun résultat très probant n'apparaissait après plusieurs semaines, la consultation d'un thérapeute serait souhaitable afin d'envisager un programme plus complet adapté au terrain de la personne concernée.

ADJUVANTS

En phytothérapie, toutes les plantes drainantes (foie et intestin) accélèrent l'élimination des toxines et donc de l'acné, bardane, pissenlit, artichaut, bouleau, lapacho...
Compléments diététiques : Artichaut Floradix, Bio-Germanium, levure de bière vivante (Philaromal de Diétaroma), crème à la propolis, vinaigre de lavande.

Brûlures

Uniquement brûlures peu profondes et peu étendues. Les brûlures plus graves, même si l'argile reste un remède souverain, demandent l'intervention médicale afin d'avoir une mesure très précise des complications éventuelles.

Voie locale externe

Sur les mains, les avant-bras, les pieds et les jambes, la meilleure solution est le bain de boue d'argile assez épaisse. On laisse la partie concernée une bonne heure dans le bain avant de rincer à l'eau bouillie tiède. Entre les bains, un pansement avec la pommade Homéoplasmine renforce la cicatrisation en protégeant les plaies. Sur les autres parties du corps, cataplasme très épais que l'on conserve en place environ une heure et que l'on renouvelle immédiatement. Mettre une gaze entre l'argile et la partie brûlée ; on peut la laisser en place si elle adhère à la plaie.

Précautions

Elles sont essentiellement liées à la taille et la profondeur de la brûlure. L'argile donne des résultats merveilleux par son pouvoir de régénération tissulaire, même sur des brûlures très importantes, mais l'avis médical est indispensable pour déceler d'éventuelles lésions profondes.
Dans tous les cas, il importe de faire boire abondamment la personne en cause ; l'organisme a besoin de se réhydrater.

ADJUVANTS

L'Homéoplasmine, déjà signalée plus haut, donne d'excellents résultats en protection et cicatrisation. Lorsque la brûlure commence à cicatriser, on peut espacer les cataplasmes et faire des applications de pommade de souci.
Compléments diététiques : bio-Cassis (6 gelules par jour) et huile de millepertuis et huile de rose musquée du Chili en onction sur les brûlures.

Contusions-Entorses-Foulures

Tous les traumatismes sans plaie sont dans cette catégorie.

Voie locale externe

Cataplasme froid à laisser en place environ deux heures. On peut le renouveler immédiatement et ce jusqu'à disparition de l'enflure et de la douleur.
Type d'argile à utiliser : Illite.

Précautions

Dans les cas où la douleur est violente, la peau violacée, la sensation au toucher léger insupportable, penser à une fracture qu'il sera indispensable de faire réduire avant de passer au traitement à l'argile.
Selon la localisation d'une fracture, si elle ne nécessite pas de plâtre, faire le traitement indiqué plus haut. Le pouvoir reminéralisant de l'argile agit puissamment (dans ce cas, prendre de la Montmorillonite).

ADJUVANTS

Au moment du coup, ou dès que possible, avant de placer l'argile, faire un massage léger avec la pommade Arnican et donner au patient 2 granules d'Arnica 4 CH toutes les demi-heures pendant 3 heures, puis toutes les heures pendant encore 3 heures, puis toutes les deux heures. Cesser au bout de 24 heures.

Eczéma-Impétigo-Dartres Dermatoses

Bien que ces affections n'aient pas la même origine ni le même développement, elles répondent au même type de traitement. Celui-ci doit par contre être individualisé par le thérapeute pour les adjuvants, notamment l'homéopathie qui fournit les meilleurs résultats.

Voie générale interne

Cure d'eau argileuse de 21 jours au minimum. Arrêter une semaine et reprendre au moins une fois, même si les symptômes ont disparu.
Type d'argile à utiliser : Montmorillonite.

Voie locale externe

Sur le visage, les cheveux, les organes génitaux externes, le périnée ou l'anus, faire un badigeon de crème d'argile. Laisser en place jusqu'à séchage complet et laver soigneusement. Renouveler au moins deux fois par jour.

Type d'argile à utiliser : Illite ou Montmorillonite.

Sur les autres parties du corps, selon l'étendue de l'affection, cataplasmes assez épais à laisser en place une heure avant de renouveler. Quand cela est possible (week-end ou vacances) renouveler immédiatement, sinon faire autant de cataplasmes que possible jusqu'à disparition des symptômes. Dans tous les cas, poursuivre même lorsque la cicatrisation s'amorce jusqu'à disparition complète, en espaçant les applications.

Si l'affection est généralisée, bains complets d'argile ou enveloppement intégral. On commence par des bains assez brefs, 15 minutes, puis on allonge la durée jusqu'à 1 heure. L'enveloppement se conserve jusqu'au séchage. 2 fois par jour au moins.

Type d'argile à utiliser : Illite, puis Montmorillonite dès l'amélioration.

Précautions

Pas de précaution particulière pour l'argilothérapie.

Les problèmes de peau, bien qu'ayant des points communs quant à leur origine, sont très spécifiques de l'individu concerné. Il est possible qu'ils cèdent rapidement à ce traitement, mais il est parfois nécessaire d'aller plus loin et d'établir un programme personnalisé avec l'aide d'un thérapeute.

ADJUVANTS

La libération de «l'émonctoire peau» passe par la remise en ordre des organes filtres et le drainage des

toxines de l'organisme.
Rétablissement du transit intestinal s'il est perturbé. Tonification des fonctions hépato-biliaires. Epuration du sang. La phytothérapie est indiquée et très active, avec le thym, le romarin, l'artichaut, le lapacho.
En compléments diététiques : huile d'onagre et huile de pépins de cassis (Bio-Cassis), en gelules et huile de millepertuis, en onction.
L'homéopathie a depuis longtemps montré qu'elle venait à bout de ce type d'affections souvent rebelles aux médicaments classiques. Elle nécessite impérativement le concours d'un homéopathe exercé.

Furoncle

Inflammation infectieuse d'un follicule pileux par le staphylocoque doré. L'extension de l'affection produit une furonculose (survenue de plusieurs furoncles isolés) ou un anthrax (infection de plusieurs follicules pileux voisins).

Argilothérapie

Programme identique à celui donné pour les abcès et l'anthrax.

Précautions

L'utilisation de l'argile ne présente aucune contre-indication. Selon l'étendue du problème et la résistance au traitement, la consultation d'un thérapeute est indispensable pour étudier un programme individualisé.

ADJUVANTS

Des perturbations du métabolisme des sucres sont souvent en cause dans ce type d'affection. Une remise en ordre de l'alimentation est primordiale avec réduction, voire suppression, des sucres raffinés sous toutes leurs formes et des céréales raffinées (pain blanc, pâtes blanches, farines blanches...). L'adoption progressive d'une alimentation complète est souvent favorable à l'évolution d'une furonculose.

En compléments diététiques (pour renforcer les défenses immunitaires), Lapacho et bio-germanium.

La présence de nombreux furoncles, ou leur répétition nécessite l'intervention d'un thérapeute.

Morsures et plaies

Voie locale externe

Laver soigneusement la plaie à l'eau d'argile dans laquelle on ajoutera de la teinture mère de Calendula (100 gouttes par litre d'eau bouillie).
Placer un cataplasme épais et débordant assez largement. Laisser en place 1 heure (sauf en cas de sensation désagréable) et renouveler plusieurs fois par jour (en lavant après chaque cataplasme avec le mélange ci-dessus) jusqu'à cicatrisation. On peut placer une gaze entre l'argile et la blessure, mais ce n'est pas indispensable. Pas d'inconvénient si des particules d'argile restent attachées dans la plaie malgré le lavage.
Type d'argile à utiliser : Montmorillonite.

Précautions

Ce traitement est valable pour la plupart des morsures et des plaies, mais l'intervention médicale est impérative selon l'importance de la plaie. Ne pas jouer aux apprentis sorciers, surtout s'il s'agit d'enfants. Même pour une plaie «saine» (non infectée), il est parfois nécessaire de recoudre. On pourra après appliquer le traitement à l'argile.
Il faut surveiller l'évolution de la plaie, notamment si

elle est infectée. Si l'inflammation demeure importante malgré le traitement, la consultation est indispensable.

ADJUVANTS

En compléments diététiques (pour améliorer la cicatrisation) : huile de rose musquée du Chili, Aromacutil (Diétaroma).

Les rhumatismes

Plusieurs affections relevant de la diathèse arthritique se trouvent rangées dans cette rubrique. On a pu dire que toutes les maladies étaient, directement ou indirectement, des manifestations de cette diathèse. C'est assez vrai dans l'optique de la médecine naturelle qui voit l'origine de la mauvaise santé dans une perturbation des métabolismes avec accumulation de déchets et de toxines que l'organisme n'a plus les moyens d'éliminer.

Les rhumatismes se placent bien dans cette catégorie, correspondant à un excès d'acides issus de la transformation incomplète d'aliments non-physiologiques ou d'une mauvaise assimilation due à un état général perturbé.

Ces acides se déposent, selon le cas, le long de certaines gaines nerveuses et provoquent une inflammation douloureuse (sciatique, par exemple), ou dans une articulation, dont les mouvements deviennent difficiles et douloureux (arthrite), voire quasi-impossibles à cause d'une dégénérescence de l'articulation (arthrose), ou encore dans certains tissus provoquant inflammation, oedème et douleur (goutte)...

Le mode d'alimentation est directement en cause dans ces manifestations, essentiellement par excès de viandes, apportant une grande quantité d'acide urique (transformation incomplète des déchets azotés) et par excès de sucres raffinés, donnant de l'acide oxalique.

Ceci n'est, bien sûr, qu'un schéma très général qui n'est qu'indicatif, mais va cependant nous permettre d'orienter la thérapeutique par l'argile.

Dans tous les cas

Voie générale interne

Cure d'eau argileuse 6 jours par semaine à raison d'un verre à jeun.
Si les douleurs ne sont pas trop importantes, poursuivre en entretien au moins 6 mois, reprendre en cas de crise.
Si les douleurs sont importantes, intensifier la cure jusqu'à 3 verres par jour. Réduire dès que la crise est passée, poursuivre la cure d'entretien.
Type d'argile à utiliser : Montmorillonite.

Précautions

Surveiller le transit intestinal.
Adopter une alimentation peu carnée et exempte de sucres raffinés sous toutes leurs formes.

Arthrose

Lésion chronique, dégénérative, non-inflammatoire d'une articulation, accompagnée sporadiquement d'inflammation de la synoviale (membrane de la cavité articulaire).

Voie locale externe

Cure d'entretien : cataplasme chaud (30 à 35°), large et épais, sur la partie concernée, 1 ou deux fois par jour. Garder en place 2 heures.
Pendant les crises : cataplasme chaud le matin, comme ci-dessus ; le soir, mettre en place un cataplasme que l'on garde toute la nuit, sauf sensation désagréable.
Type d'argile à utiliser : Illite et Montmorillonite (pour le cataplasme nocturne).

Précautions

La thérapeutique argileuse ne demande aucune précaution particulière.

ADJUVANTS

La consultation d'un thérapeute, spécialiste en oligothérapie est souhaitable. Elle donne effectivement des résultats remarquables dans les cas d'arthrose comme cela a été montré par le docteur Henri Picard.

L'application de feuilles de chou chaudes (auxquelles on a enlevé les grosses côtes) permet le soulagement des douleurs. On peut aussi, en parallèle avec le traitement en oligothérapie ou homéopathie, utiliser les plantes drainantes, aubier de tilleul, harpagophytum, lapacho et feuilles de cassis...

En complément diététique, le Bio-Germanium peut apporter une aide précieuse en cure prolongée.

Douleurs rhumatismales

Ce traitement général est valable pour toutes les douleurs de type rhumatismal, douleurs articulaires, sciatique, lumbago...

Voie locale externe

Cataplasme assez large, chaud et épais sur la zone douloureuse à maintenir en place environ 3 heures. Renouveler autant de fois que possible jusqu'à disparition des douleurs.
On peut, s'il n'y a pas de gêne particulière, laisser en place le cataplasme toute la nuit.
Type d'argile à utiliser : Illite et Montmorillonite en alternance.

Précautions

C'est dans un programme complet, mis en oeuvre par un thérapeute exercé, que l'on trouvera une solution plus complète.

ADJUVANTS

Dans les périodes de crises les huiles essentielles en onction sur la zone douloureuse apportent un soulagement important tout en ayant une action sur les causes de l'inflammation.

Oindre l'articulation ou la partie douloureuse avec des huiles essentielles de sassafras, thym, lavande vraie, genévrier..., avant de mettre en place les cataplasmes. On peut également mêler les huiles essentielles à l'argile du cataplasme.

En phytothérapie : Ribes nigrum (cassis) bourgeons macérat glycériné 1ère décimale, 30 à 50 gouttes 3 fois par jour dans un peu d'eau. En infusions, utiliser les plantes drainantes, aubier de tilleul, harpagophytum, lapacho et feuilles de cassis... En teintures mères, extraits de plantes fraîches ou jus de plantes, genévrier, griffe du diable, ortie, reine des prés, ..., en mélange 3 fois par jour.

Toutes ces plantes font un drainage des acides organiques en cause dans l'inflammation et permettent d'obtenir des résultats parfois rapides sans aucune contre-indication.

Tout cela serait vain, rappelons-le, sans une modification du mode d'alimentation auquel on peut ajouter l'exercice physique qui active les métabolismes et les éliminations.

Signalons pour terminer que l'attitude mentale est importante ; le stress mal vécu, les soucis, le «mauvais sang», sont des causes aggravantes.

Goutte

Affection très douloureuse provoquée par une perturbation du métabolisme de l'acide urique. L'hérédité et les habitudes alimentaires sont impliquées dans la grande majorité des cas.

Voie locale externe

Cataplasmes froids très épais sur la zone douloureuse ; garder 2 heures et renouveler deux fois, au moins par jour, plus, si les douleurs sont continues.
Type d'argile à utiliser : Montmorillonite.

Précautions

Aucune concernant l'utilisation de l'argile. Si les crises se répètent et surtout si elles deviennent quasi-permanentes, malgré l'argilothérapie, la consultation d'un thérapeute est souhaitable pour individualiser les thérapeutiques adjuvantes.

ADJUVANTS

La phytothérapie (voir «douleurs rhumatismales») donne de bons résultats pour drainer l'acide urique en excès, notamment la griffe du diable et l'ortie dont on peut faire une cure intensive en association avec de l'aubier de tilleul.

Les reins et les organes génitaux

L'appareil uro-génital est pris dans son ensemble, étant donné la proximité des organes en cause, les intrications fréquentes des affections les concernant et de leurs origines.

Les agents inflammatoires responsables de la cystite, des infections rénales (colibacillose), des infections et inflammations de l'appareil génital, ont leur origine dans le déséquilibre de la flore intestinale dont les «participants» pathogènes migrent vers les reins et les organes génitaux.

Il peut paraître répétitif de revenir, pour chaque système organique, à la même notion de perturbation des fonctions intestinales, produisant une flore bactérienne pathogène. Si cette sorte de postulat que nous mettons en place ne fait généralement pas partie du raisonnement médical officiel, nous pensons qu'il s'agit d'une occultation, plus ou moins inconsciente, d'une réalité incontournable, à savoir que nous ne pouvons être «faits» d'autre chose que de ce que nous mangeons.

Malgré une nécessaire adaptation individuelle, les besoins de l'organisme sont assez précis pour qu'un dysfonctionnement apparaisse s'ils ne sont pas respectés. Or notre alimentation, à base d'aliments raffinés, comportant généralement trop de viandes, de graisses et de sucres, s'est éloignée des besoins réels de l'homme. L'intestin étant l'«organe» fondamental de la digestion, de l'assimilation et de l'élimination des déchets, c'est à son niveau que se manifestent les premières atteintes de la maladie, et c'est par lui (ou du moins par son mauvais fonctionnement) qu'elle peut s'étendre à d'autres organes ou systèmes.

Ceci dit, la médecine naturelle n'entend pas négliger les autres facteurs et notamment les agents infectieux externes. Si leur «implantation» nécessite un terrain d'accueil favorable, il n'en demeure pas moins souhaitable d'agir à leur encontre, ce sera le rôle essentiel de la phytothérapie.

Dans tous les cas

Voie générale interne

Il faut impérativement débuter tout traitement par une action de régénération de la flore intestinale.

Cure intensive d'eau argileuse, 3 verres par jour pendant 21 jours, stopper une semaine, reprendre en cure d'entretien si les symptômes ont disparu à raison d'un verre à jeun chaque jour pendant 6 mois.

Poursuivre de manière intensive jusqu'à disparition des symptômes.

Type d'argile à utiliser : Montmorillonite.

Précautions

Surveiller le transit intestinal. Réduction des viandes et des sucres dans l'alimentation, car ils sont responsables de la modification de la flore intestinale, cause des infections.

Cystites

Inflammation aiguë ou chronique de la vessie se manifestant par des besoins fréquents d'uriner, des brûlures pendant la miction, voire la présence de pus ou de sang dans les urines.

Voie locale externe

Le matin, cataplasme assez large et épais sur la vessie, chaud (30° environ) à garder deux heures si aucune gêne ne se fait sentir. Renouveler plusieurs fois dans la journée si possible.
Le soir (assez loin du repas) cataplasme élargi à l'ensemble de la zone intestinale, du pubis au creux épigastrique. Laisser en place deux heures.
Type d'argile à utiliser : Illite.

Précautions

Pas de cataplasme sur le bas-ventre pour les femmes pendant la période des règles. Surveiller le fonctionnement de l'intestin. Si les crises se répètent, ou si elles

durent, ou bien encore si les urines sont troubles ou contiennent du sang, la consultation du thérapeute est indispensable pour faire un diagnostic précis et entreprendre une thérapeutique complémentaire énergique.
Mise à part l'antibiothérapie (qui est loin, d'ailleurs, de résoudre définitivement ce genre d'infection), aucune contre-indication à poursuivre l'argilothérapie en même temps que l'ensemble du traitement.
L'homéopathie donne bien souvent de très bons résultats.

ADJUVANTS

La phytothérapie est très indiquée dans les affections urinaires : en teinture mère, extrait de plante fraîche ou jus de plante, bouleau (Betula alba), bruyère, busserole, ... En mélange, 3 fois par jour dans un peu d'eau.
En infusion, bruyère, lavande, lapacho, santal et thym.
En complément diététique, la propolis, par son action anti-infectieuse, s'impose.
Le bain de siège froid chaque matin, après le cataplasme, apporte tonification, activation de la circulation sanguine, favorables à la résolution du problème.

Colibacillose

Infection provoquée par des colibacilles pathogènes. Malgré les thèses officielles, il convient de savoir que l'origine en est le plus souvent la flore intestinale perturbée par un mode alimentaire déséquilibré. La trop grosse consommation de sucre en est le principal agent.

Voie locale externe

Cataplasme très épais et très large (pour couvrir les deux reins) à renouveler matin et soir ; garder en place deux heures.
Type d'argile à utiliser : Montmorillonite.
Plusieurs fois par semaine, ajouter des cataplasmes sur le bas-ventre, tièdes et épais ; garder en place deux heures.
Type d'argile à utiliser : Illite.

Précautions

Pas de cataplasme sur le bas-ventre pour les femmes pendant la période des règles. Surveiller le transit

intestinal. Un examen médical est indispensable pour évaluer la situation. Consulter un médecin homéopathe qui dispose d'armes thérapeutiques efficaces et sans effets secondaires nocifs.
Il est possible que l'antibiothérapie soit momentanément indispensable. Interrompre alors l'argile en voie générale interne et reprendre dès la fin du traitement.

ADJUVANTS

Les plantes déjà citées pour la cystite sont également efficaces dans ce cas.

Pertes blanches

Ecoulement non sanglant par la vulve. Il ne faut ni en négliger l'apparition, ni en exagérer l'importance. Elles peuvent être dues à une surcharge occasionnelle ou signaler une infection qu'il faudra traiter.

Voie locale interne

Injections d'eau argileuse tiède (1 litre à 1 litre et demi) deux fois par jour, en dehors de la période des règles, jusqu'à disparition des symptômes.
Type d'argile à utiliser : Montmorillonite.

Voie locale externe

Cataplasmes, le soir, sur l'intestin et le bas-ventre. Laisser en place 2 heures.
Type d'argile à utiliser : Illite.

Précautions

Pas de cataplasme sur le bas-ventre pendant les régles. Surveiller le transit intestinal.

Si les pertes blanches persistent pendant plusieurs cycles, la consultation d'un thérapeute est souhaitable pour en connaître la cause avec précision.
Sauf cas particuliers, l'argilothérapie en voie interne (boisson et injection) et externe résout très bien ce problème.

ADJUVANTS

Une modification de l'alimentation, apportant des aliments complets et un maximum de légumes et fruits frais et crus est utile.
L'oligothérapie individualisée peut aider à modifier le terrain et faire disparaître les symptômes.
En diététique, Oléophytal de Diétaroma, pour une hygiène intime plus efficace.

Toutes les infections des organes génitaux féminins peuvent être abordées avec le même shéma thérapeutique.

Système nerveux et équilibre général

Nous avons vu dans les propriétés physico-chimiques des argiles que ces terres ont la capacité de stocker l'énergie et de la restituer. C'est cette propriété hors du commun qui permet d'agir dans un domaine sensible à notre époque où les conditions de vie difficiles pour l'équilibre nerveux demandent réparation.

Asthénies

Fatigue générale, l'organisme ne répond plus aux sollicitations habituelles. C'est la diathèse IV du docteur Jacques Ménétrier.

Voie générale interne

Cure d'eau argileuse le matin à jeun. Faire trois semaines, arrêt d'une semaine, reprise trois semaines. Si la tendance à l'asthénie est toujours sous-jacente, renouveler la cure de 21 jours, 1 mois sur 2.

L'amélioration des échanges métaboliques due à un intestin en meilleur état et l'apport énergétique permettent de faire disparaître une asthénie sans cause profonde.

Type d'argile à utiliser : Montmorillonite.

Voie générale externe

Bains d'argile auxquels on ajoute des plantes spécifiques de l'asthénie (voir adjuvants).Trois ou quatre bains par semaine.

Alterner avec des enveloppements complets à l'argile,

également plusieurs fois par semaine.
Faire ces deux applications pendant 21 jours, en même temps que le traitement par voie générale interne. Reprendre si besoin après un arrêt de 15 jours à 3 semaines.
Type d'argile à utiliser : Montmorillonite.

Précautions

L'argile, si elle est efficace, ne peut tout guérir. Pour les fatigues profondes, ayant le plus souvent des implications affectives et psychologiques, il est indispensable de recourir à l'avis d'un thérapeute exercé.

ADJUVANTS

Tout d'abord l'association Cuivre-Or-Argent en oligothérapie, laquelle est spécifique de l'asthénie. 1 dose ou ampoule à jeun, lundi, mercredi, vendredi. Prendre pendant 3 semaines, arrêter une semaine, reprendre.
En phytothérapie : éleuthérocoque, ginseng, prèle, romarin, sauge, thym, ortie..., sous forme d'huile essentielle (onctions romarin et sauge sur la colonne vertébrale), d'extrait de plante fraîche, de teintures mères... Ne pas les prendre tous à la fois, mais alterner en les mélangeant par deux ou trois. Cette cure de phytothérapie peut se poursuivre sans inconvénients assez longtemps. L'interrompre de temps en temps pendant quelques jours.
Une alimentation riche en fruits frais et crus, en légumes crus et céréales complètes apporte à l'organisme les glucides nobles dont il a besoin.

Angoisse-Anxiété

Argilothérapie

Faire le même programme que pour les asthénies.

Précautions

Si les troubles persistent, voir votre thérapeute.

Adjuvants

En oligothérapie, Manganèse-Cuivre ou Manganèse-Cobalt (selon votre diathèse hyposthénique ou arthro-infectieuse) 1 dose ou ampoule le matin à jeun, dimanche, mardi, jeudi, et Lithium, 1 ampoule les mêmes jours à 18 H. S'il y a asthénie en même temps, Cuivre-Or-Argent comme indiqué précédemment.
En phytothérapie : aubépine, basilic, lavande vraie, mélisse, passiflore, valériane. Infusion, extrait de plante fraîche, teinture mère. Trouver celles qui vous conviennent ; une ou plusieurs d'entre elles sont adaptées à votre terrain. En diététique, le mélange Salusun, de Salus, et bio-germanium (3 à 6 comprimés/jour).

Surmenage

Argilothérapie

Identique au schéma proposé pour les asthénies.

Précautions

Après une période de travail intense, ou une longue période sans repos, ou bien encore des efforts physiques importants mêlés à des soucis financiers ou affectifs, le surmenage peut être plus profond qu'il n'y paraît et avoir causé des dommages notables tant physiques que psychologiques.
La consultation d'un thérapeute exercé est alors indispensable et l'homéopathie s'impose comme la méthode la plus efficace n'ayant pas d'effets secondaires nocifs si elle est bien menée.

ADJUVANTS

En oligothérapie, Cuivre-Or-Argent, lundi, mercredi, vendredi, 1 dose ou ampoule à jeun.
En phytothérapie, éleuthérocoque, ginseng, romarin, valériane, sauge, aubépine, en extrait de plante fraî-

che, teinture mère...
En diététique, Cocktail Floradix et Salusun de Salus.

Dépression

Argilothérapie

Même traitement que pour l'asthénie.

Précautions

Ici aussi, il convient de ne pas laisser s'installer le malade dans une «déprime» permanente. Une consultation peut avoir les résultats les meilleurs si elle est faite très tôt.

ADJUVANTS

Cuivre-Or-Argent en oligothérapie selon le même schéma indiqué pour l'asthénie ou le surmenage.
En phytothérapie, angélique, basilic, camomille, éleuthérocoque, lavande vraie, mélisse, sauge. Il est bon de trouver, ici aussi, celles qui réagissent le mieux sur la personne concernée.

Insomnie

Argilothérapie

Même programme que précédemment.

Précautions

Seule une insomnie vraiment rebelle doit faire penser que des troubles plus graves peuvent être à son origine. Un thérapeute pourra vous aider à y voir clair.

ADJUVANTS

Oligothérapie : avec dépression et fatigue, Cuivre-Or-Argent, avec angoisse nocturne, Manganèse-Cobalt, avec difficulté à s'endormir, Aluminium ; une dose ou ampoule du remède, le soir à 18 H.

Phytothérapie : aubépine, basilic, camomille, houblon, valériane, lavande vraie, mélisse, passiflore ; la personne concernée cherchera celles qui lui conviennent le mieux. En diététique, Salusun et bain n° 4 de Salus.

La beauté et l'argile

Les Egyptiennes de l'Ancien Empire l'utilisaient déjà en masques de beauté et pour laver leurs cheveux. Les femmes africaines et arabes s'en servent encore, dans la tradition de leurs ancêtres.

La cosmétologie moderne en a compris l'intérêt puisque de nombreuses marques de produits d'hygiène et de beauté incorporent l'argile à leurs formules pour des savons, shampooings, dentifrices, crèmes, produits de l'amincissement, masques divers...

Dans ce domaine, le pouvoir **absorbant** de l'argile est bien sûr mis en avant car c'est lui qui permet l'élimination des impuretés de la peau. Cependant, une argile **adsorbante** est en cosmétologie d'un intérêt certain : elle est reminéralisante, elle apporte à la peau des oligo-éléments, elle «piège» certaines molécules et bactéries...

Aussi, si l'usage veut que la Kaolinite soit l'argile la plus employée sur la peau (en masques ou en crèmes), les argiles vertes, et notamment la Montmorillonite surfine présentent certains avantages qui nous la feront préférer, notamment pour les masques de beauté ou pour tous les problèmes nécessitant un drainage de la peau (particulièrement en présence de boutons ayant tendance à s'infecter).

Les cheveux

C'est le **Rassoul**, terre argileuse qui possède des propriétés lavantes douces, qui est utilisé depuis l'antiquité pour les soins à apporter à la chevelure. On trouve cette «terre» en Afrique du Nord (Maroc) et de nombreux instituts de beauté la distribuent. Elle entre également dans la composition de plusieurs shampooings.

Le Rassoul dégraisse sans décaper ni abîmer le cheveu. Faire une application sur cheveux mouillés en massant légèrement, laisser reposer quelques minutes, masser à nouveau et rincer.

C'est un excellent régénérateur du cuir chevelu et des cheveux.

Ce minéral argileux est également utilisé pour les soins du corps. Il semble qu'il permette l'élimination des dépôts graisseux et de cellulite.

On trouve dans le commerce diététique de très nombreux shampooings utilisant l'argile comme base. La plupart sont bien conçus et permettent d'obtenir d'excellents résultats. Leurs compositions varient en fonction de votre type de cheveux.

Le visage

Le commerce diététique propose plusieurs spécialités de crèmes ou de laits corporels à base d'argile de type Montmorillonite. Elles sont généralement bien dosées en principes actifs, présentent toutes les garanties de qualité et d'efficacité et se conserveront plus longtemps que vos propres préparations.

En marge de ces spécialités, composées en vue d'une action spécifique, il est relativement simple de préparer soi-même son masque de beauté en alternant les types d'argile, en utilisant l'argile seule ou en association avec des huiles essentielles, des huiles végétales vierges et d'autres ingrédients connus pour leur intérêt dermatologique.

Pour un **masque de beauté** à l'argile, il faut impérativement choisir une argile surfine, débarrassée de toutes impuretés.

Faire un mélange avec de l'eau minérale ou de source de manière à obtenir une pâte assez souple (qui puisse adhérer au visage). Appliquer avec une petite spatule de bois en couche peu épaisse. Laisser sécher et laver avec un coton et un peu d'eau minérale ou de source tiède.

Si vous voulez obtenir un effet astringent, de resserrement des pores, vous choisirez une Kaolinite (argile blanche) dont le pouvoir absorbant est plus important, ou une Illite. Pour un effet anti-infectieux (boutons, acnée, eczéma...) la Montmorillonite surfine sera préférable.

Vous pouvez ajouter à votre masque des huiles essentielles naturelles selon le but recherché, lavande ou romarin pour une action anti-infectieuse et tonifiante, sauge pour reminéraliser... ; des huiles végétales vierges pour adoucir et nourrir, huile d'olive, de noisettes, de germe de blé, d'onagre, d'avocat... ; des jus de fruits ou de légumes frais, concombre, abricot, laitue, carotte, pomme, raisin, pêche, cerfeuil, oignon, persil...

Voici quelques exemples de ce qu'il est possible de réaliser dans ce domaine :

Masque peaux atones ou flétries

Montmorillonite surfine, 2 cuillers à soupe

Huile d'onagre pure, 1 cuiller à café

Eau de rose, en quantité suffisante pour obtenir une pâte onctueuse.

Mélanger d'abord un peu d'eau de rose avec l'argile (avec une spatule en bois), puis incorporer doucement l'huile et terminer en ajoutant de l'eau de rose si nécessaire.

Laisser en place 10 ou 15 minutes avant de nettoyer avec de l'eau de rose.

Masque peaux grasses

Montmorillonite surfine, 2 cuillers à soupe

Algues micro-éclatées, 1 cuiller à café

Eau d'hammamélis, en quantité suffisante pour obtenir une pâte onctueuse

Huile essentielle de romarin, 5 gouttes.

Mélanger les constituants (spatule en bois). Laisser 10 ou 15 minutes avant de laver avec l'eau d'hamamélis.

Masque peaux sèches et très fragiles

Argile surfine blanche (Kaolinite), 2 cuillers à soupe

Huile de germe de blé, 1 cuiller à café

Eau de fleurs d'oranger, en quantité suffisante pour obtenir une pâte onctueuse

Levure de bière, 1 cuiller à café (peut se remplacer avantageusement par un sachet de Phylaromal de Diétaroma).

Mélanger la levure et l'eau de fleurs d'oranger. Ajouter l'huile et incorporer l'argile blanche (spatule en bois). Ajouter de l'eau de fleurs d'oranger si nécessaire. Appliquer et laisser en place 10 à 15 minutes. Nettoyer avec de l'eau de fleurs d'oranger.

Masque spécial imperfections-rides-cicatrices

Montmorillonite surfine, 2 cuillers à soupe

Huile de rose musquée du Chili, 1 cuiller à café

Huile de bourrache, 1 cuiller à café

Spiruline (algues) en poudre, 1 à 2 gelules

Eau de rose.

Incorporer la spiruline et les huiles à l'argile et ajouter l'eau de rose pour obtenir une pâte souple. Appliquer 2 fois par semaine. On peut ajouter à ce masque un jaune d'oeuf.

Pour obtenir une **crème traitante** de bonne qualité, vous pouvez la réaliser vous-même à partir d'une base (pommade de souci par exemple) ne contenant pas de conservateur, à laquelle vous ajouterez, en l'incorporant progressivement de l'argile surfine en petite quantité. Une application bi-quotidienne de ce type de crème est un excellent moyen de régénérer la peau, surtout après un masque de beauté tel que décrit plus haut.

L'argile blanche ou l'argile verte peuvent aussi servir à la confection de **lotions** ou de **laits** permettant de nettoyer la peau du visage. Pour cela, préparer une émulsion d'eau argileuse avec une huile végétale vierge (en petite quantité) et quelques gouttes d'huile essentielle (romarin, lavande vraie, sauge ou géranium rosat). La préparation doit se faire juste avant l'emploi. Agiter le mélange vigoureusement avant d'imbiber un coton que l'on applique sur le visage.

Les dents

Nous avons vu les effets de l'argile en stomatologie, donc pour les problèmes des dents et des gencives (en bains de bouche). L'argile surfine (bien débarrassée de ses impuretés et du sable qu'elle contient parfois) peut être un excellent moyen pour nettoyer les dents et fortifier les gencives.

Il suffit de tremper une brosse humide dans un peu d'argile surfine (blanche ou verte indifféremment puisqu'on ne recherche pas ici, directement, un effet thérapeutique) et de se brosser soigneusement les dents (faces internes et externes) pendant au moins 3 minutes. Rincer abondamment.

L'argile surfine, étant une roche tendre, ne raye pas l'émail.

Plusieurs dentifrices (vendus en diététique) adjoignent l'argile à leurs composants.

Hygiène du corps

En plus des enveloppements ou bains à l'argile dont nous avons examiné les effets, il est possible de recourir aux **savons à l'argile** (en diététique).

Ces savons, utilisant la plupart du temps le traditionnel savon de Marseille comme base, y ajoutent les effets bienfaisants de l'argile.

Pour les choisir, bien lire l'emballage. Ne pas se contenter d'une présentation «rustique» dans un grand panier où les savons sont présentés sans aucune mention de leurs composants. Vérifier qu'ils ne contiennent pas de colorants ou de conservateurs et que leurs bases soient végétales.

L'argile donne au savon une couleur gris-vert plus ou moins prononcée, qu'il ne faut pas confondre avec la coloration des «soi-disant» savons à l'huile d'olive qui, eux, ne devraient pas être verts ; mais ceci est une autre histoire.

Associée ou non à d'autres produits naturels, l'argile est un excellent adjuvant des soins de beauté et d'hygiène. Il convient de la choisir en fonction du problème spécifique à traiter et d'être vigilant quant aux préparations vendues dans le commerce, lesquelles se servent parfois du terme «argile» comme d'une attraction supplémentaire, purement publicitaire.

Il est à noter, une fois encore, qu'à une hygiène naturelle de la peau doit correspondre une alimentation équilibrée et naturelle aussi. Le groupe des vitamines F, acides gras poly-insaturés ou essentiels, manque cruellement dans l'alimentation moderne. Il faudra donc veiller à compléter la ration alimentaire par des compléments alimentaires riches en ces éléments. L'huile de pépins de cassis semble répondre à notre attente dans ce domaine. Les acides gras à longue chaîne de cette huile permettent à l'organisme de régénérer les lipides organiques qui lui font défaut. Une cure régulière, surtout en cas de problèmes de peau, est souhaitable, à raison de 6 gelules par jour, un mois sur deux (plus si le problème est important.

Les animaux et l'argile

Les animaux ont très vraisemblablement montré la voie à l'homme pour l'utilisation thérapeutique de l'argile. Dans toutes les espèces, on trouve en effet cette pratique qui consiste à se rouler dans la boue, ou l'eau boueuse, pour se débarrasser des parasites ou «envelopper» une blessure, ou encore adoucir les démangeaisons d'une maladie de peau.

Nombreux sont les vétérinaires (de la vieille école ?) qui connaissent les bienfaits de l'argile pour «nos amies les bêtes».

L'animal soigné ainsi pour des coupures, morsures ou maladies de peau, semble ne pas être étonné de cette pratique ; il l'accepte, tout simplement, comme étant naturelle.

L'expérience, sur des chats ou des chiens, nous montre que la guérison et la cicatrisation sont rapides et sans complication.

Dans les élevages de lapins et de poules, on lutte contre les maladies infectieuses intestinales en mélangeant de l'argile verte surfine (Montmorillonite) à l'eau de boisson.

On l'utilise également chez les veaux, pour éviter les diarrhées préjudiciables à leur prise de poids.

Chez les chevaux de course, l'argile n'est pas seulement une thérapeutique couramment pratiquée, mais aussi un moyen de fortifier le tonus musculaire et l'ossature d'animaux qui sont fortement sollicités dans ce sens. Ceux qui reçoivent régulièrement des pansements à l'argile sur les pâturons ne connaissent pas les contractures et les tendinites qui sont le fléau des champs de course.

Tous ceux qui ont des chats ou des petits chiens en appartement connaissent les bienfaits de l'argile puisque c'est une variété d'argile, la sépiolite, qui constitue la plupart du temps les litières vendues dans les magasins spécialisés. Cette argile, très absorbante, élimine les mauvaises odeurs. Il est également possible, pour les animaux d'élevage de mêler de l'argile verte à la paille sur laquelle ils couchent. Elle absorbe les odeurs et assainit par fixation des micro-organismes qui s'y trouvent.

Malgré l'absence de théorie officielle, les recettes circulent chez ceux qui aiment les animaux, et ceux qui les élèvent, et veulent les conserver en bonne santé.

Vivre sur l'argile

Au cours des âges, l'argile n'a pas seulement été utilisée en thérapeutique ou en cosmétologie. Elle fut longtemps, avec le bois et la pierre, la base de la construction. Crue, elle servait à l'édification des murs, cuite elle permettait la réalisation de carreaux de sol ou de tuiles pour le toit.

L'explosion urbaine, les constructions standardisées, l'arrivée sur le marché de matériaux synthétiques faciles à employer et à entretenir ont fait oublier la valeur de ces matériaux traditionnels. Aujourd'hui, on les retrouve chez les artisans qui ont redécouvert les recettes d'antan, et les architectes de plus en plus nombreux les conseillent en raison de leur valeur «biologique». Ce sont en effet des matières naturelles dont la «vie» s'accorde avec la nôtre et qui ne contrarient pas la circulation des ondes cosmo-telluriques.

L'argile, ou terre cuite

Des mêmes carrières d'où est extraite l'argile qui permet la réalisation de cataplasmes, qui entre dans la composition de votre dentifrice à l'argile ou d'un masque de beauté, on retire la «glaise» qui sera transformée en carreaux de sol ou en faïences de salle de bains.

Façonnée, puis cuite à une température proche de 1000°, l'argile se transforme en un matériau, appelé «terre cuite», qui évolue avec l'âge, et se patine au fil des traitements réalisés, aujourd'hui encore, avec des produits naturels dont le premier reste l'huile de lin.

Les recettes n'ont pas varié au cours des âges. Tout au plus la technique a-t-elle apporté un peu plus de confort au fabricant, lui permettant d'obtenir une granulométrie plus fine, l'élimination des bulles d'air, la cuisson à une température constante et précise. Cela pour les fabrications industrielles (faites en machines). Il existe également une gamme de produits «faits main» identiques dans leur élaboration à ce qui se faisait il y a plusieurs siècles.

Pour les émaux, ce sont des oxydes minéraux qui, mélangés à des dosages précis et cuits au four, permettent d'obtenir la teinte désirée. Opération délicate car une différence de 5° signifie l'échec, transformant la couleur envisagée.

Un traitement moderne

Ce qui a le plus évolué dans le carreau d'argile cuite, c'est son traitement après la pose au sol. Sylvio Toselli *(1)* explique ce qui a changé :

«Nombreux sont ceux qui voulaient utiliser la terre cuite, mais reculaient à l'idée d'un traitement et d'un entretien compliqué. En 40 ans, nous avons appris à bien connaître notre matériau et cela nous a permis la mise au point de produits très performants pour assurer l'imperméabilisation et la patine en peu de temps. Autrefois, ceux qui avaient de la patience se contentaient d'abreuver leur sol d'huile de lin, par petites quantités, et ils obtenaient, au bout de trois ou quatre ans, un carrelage somptueux. Aujourd'hui, plus personne n'a cette patience.»

Malgré les conseils mal avisés de certains architectes, l'huile de lin est restée le produit de base du traitement du carreau de sol en argile cuite. Cependant, époque oblige, on lui adjoint maintenant d'autres ingrédients qui hâtent le traitement en laissant «vivre» le carreau, en le respectant.

Un matériau inusable

Construit dans la masse, le carreau de terre cuite résiste aux ans sans s'altérer. Si une attention particulière doit lui être consacrée dans les premières semai-

(1) Sylvio Toselli dirige l'Atelier des Mousselières - Zone artisanale 30133 LES ANGLES - Tél. 90.25.39.35.

nes pour le traitement qui lui donnera toute sa valeur, la terre cuite est inusable ! Elle conserve son aspect, même après de longues années de vie, ce qui n'est pas le cas des matériaux plus modernes, émaillés ou recouverts d'une pellicule sur laquelle l'usure fait son oeuvre.

Des prix compétitifs

Ce type de matériau est vendu, le plus souvent, directement par les artisans qui le produisent. Evitant une chaîne de distribution aux multiples intermédiaires, ils peuvent proposer des prix tout à fait comparables à ceux des matériaux récents de bonne qualité.

La nature, une nécessité

Quoiqu'en pensent certains, il n'y a ni snobisme, ni élitisme, ni encore moins passéisme, à orienter sa démarche vers le produit naturel dans tous les domaines de la vie.

Ce qui s'explique aisément en ce qui concerne l'alimentation et la médecine peut paraître folklorique, voire «ésotérique» dans l'habitat. Pourtant, l'influence des matériaux n'est pas moindre, pour notre santé, que celle de notre alimentation ou de notre «médecine». Entourés de synthétique, nous ne bénéficions pas de la même ambiance que lorsque nous vivons en présence de bois, pierre et terre cuite. Depuis de nombreuses années, des recherches très sérieuses ont été faites, dans divers pays, pour trouver des bases scientifiques aux traditions de l'habitat telles que la médecine chinoise les définissait. Dans ce pays, depuis des millénaires, on ne construisait pas sa demeure sans faire appel au «géomancien» dont l'art consistait à choisir le lieu d'implantation de la maison, son orientation et les matériaux nécessaires à sa construction *(1)*.

On sait aujourd'hui l'importance de l'orientation et les raisons du choix judicieux des matériaux. Vivant dans un «cosmos» où tout est «ondes», nous sommes baignés par les radiations venant de la terre (ondes telluriques) et de l'espace (ondes cosmiques). La matière utilisée dans la construction d'une maison doit laisser passer librement ces radiations, ne pas nous en isoler. C'est le rôle des matériaux naturels tels que le bois, la pierre et la terre cuite ou argile.

---

(1) Voir à ce sujet «La maison de la réussite» de Frédérique Bonhoure, aux Editions Encre.

La carbothérapie

L'association dans un même ouvrage de la thérapie au charbon de bois et de l'argilothérapie nous est apparue logique, et même indispensable, à cause de la grande similitude existant entre ces deux substances quant à leur «pouvoir» d'**adsorption.**

Rappelons que l'adsorption est la fixation à la «surface» d'un corps solide de molécules et micro-organismes mis à son contact. La surface d'un corps solide n'est pas uniquement sa surface externe, mais aussi la surface interne des pores de ce solide. Ainsi, dans l'argile, nous avons vu que l'adsorption se fait à la surface des feuillets constituant le minéral. Pour le charbon, elle intervient au sein de sa matière grâce à l'infinité de pores qu'il présente (voir schéma).

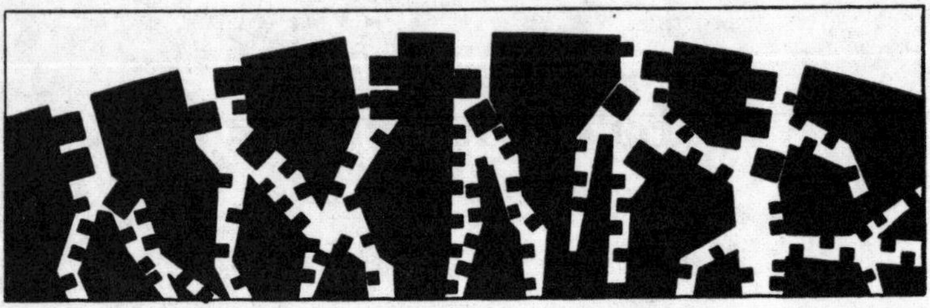

Coupe schématique d'un grain de charbon actif, montrant les pores et les substances adsorbées. (document CECA).

Une surface impressionnante

C'est sa structure qui donne au charbon de bois ses propriétés adsorbantes. Par les nombreux pores qu'il contient, il multiplie sa surface apparente par un coefficient énorme. **Un gramme de charbon présente en effet une surface moyenne de 800 à 1500 mètres carrés !**

Les molécules et micro-organismes mis au contact du charbon disposent ainsi d'une surface de fixation extrêmement importante qui fait de ce solide l'adsorbant le plus puissant que l'on connaisse.

L'industrie d'abord

Avant que l'on étudie de manière approfondie les

propriétés physiques du charbon de bois, la sagesse populaire en connaissait les applications en thérapeutique, et c'est un remède que nos grands-parents utilisaient très régulièrement.

Aujourd'hui, bien peu nombreux sont les médecins qui le prescrivent encore, en dehors de certaines spécialités composées. Le «charbon de bois du Docteur Belloc» survit à peine de cette désaffection.

C'est l'industrie qui a profité au mieux des découvertes scientifiques concernant le charbon pour la récupération de solvants, l'épuration des gaz, la purification de l'atmosphère et la protection contre les gaz toxiques (dans des usines manipulant des produits dangereux), etc...

Les industriels n'ont pas, en effet, la même attitude que le corps médical institutionnel, et la recherche technologique s'embarrasse peu de «dogmes», leur préférant l'efficacité. Le charbon de bois ayant prouvé la sienne, il fut adopté et largement utilisé, de même que l'argile, dans des domaines très voisins.

Des preuves internationales

«Le charbon serait une excellente arme anti-cholestérol. C'est ce que vient de démontrer une équipe finlandaise... Une équipe finlandaise a donc recruté sept volontaires acceptant d'ingurgiter 6 grammes de charbon actif 3 fois par jour pendant un mois. Chez ces personnes, âgées en moyenne de 55 ans, le taux de cholestérol sanguin a diminué de 22%. Encore plus stupéfiant, le charbon s'attaque au "mauvais" cholestérol, celui qui

encrasse nos artères, et favorise le "bon", inoffensif et nécessaire au métabolisme des graisses...» (L'Express 2 - Aujourd'hui du 21 novembre au 18 décembre 1986)

C'était la première fois que la grande presse se faisait l'écho des recherches cliniques sur la valeur thérapeutique du charbon de bois. Pourtant, les chercheurs ne manquent pas qui en ont étudié les propriétés. Danièle Starenkyj, dans son ouvrage «Mon Petit Docteur» *(1)*, cite 182 références dans la bibliographie du chapitre consacré à la carbothérapie.

Les docteurs Hall et Baldwin, cités dans la revue Prévention-USA, soutiennent que le charbon de bois est un remède souverain à la fameuse «tourista», cette diarrhée qui affecte les voyageurs arrivant dans un pays étranger éloigné de leurs latitudes. Le changement de mode de nourriture, allié à la fatigue du décalage horaire, a souvent cette sorte de conséquence désagréable sur les fonctions digestives. L'étude, faite sur un grand nombre de sujets, a montré que la prise de charbon dès les premiers repas permet d'éviter la tourista.

Le même docteur Raymond Hall, dans son étude qui date de 1981, note un double processus dans l'action du charbon sur l'intestin :

- adsorption des gaz ;
- adsorption des bactéries pathogènes produisant les fermentations en cause.

---

(1) Mon petit docteur, par Danièle Starenkyj, Editions Orion (Canada), distribué en France par Diffusion Express.

Chacun peut en faire l'expérience car les effets de la prise de charbon de bois sont rapides et concluants.

A Paris, le docteur Chevrel a conclu à la supériorité du charbon sur toute autre thérapeutique pour les problèmes intestinaux tels que douleurs, diarrhées, constipation, crampes, brûlures, ballonnements, nausées, vomissements... Tous ces symptômes, souligne-t-il, sont dus à une mauvaise hygiène alimentaire et il dénonce tout particulièrement les sucreries, les fritures et l'alcool. Dans tous ces cas, le charbon est très efficace.

A Munich et à Athènes, c'est sur l'insuffisance rénale que le charbon de bois a été testé. Les professeurs Kopp et Yatzidis ont fait ingérer, par voie buccale, des doses impressionnantes de charbon, allant jusqu'à 50 grammes par jour (!), à des malades souffrant d'insuffisance rénale aiguë ou chronique.

Aucun effet secondaire nocif ne fut constaté dans l'une ou l'autre expérience mais les résultats sur l'affection en cause furent plus que probants en Allemagne comme en Grèce.

Le charbon actif adsorbe, au niveau de la muqueuse intestinale toutes les substances toxiques et empêche leur réabsorption dans le circuit sanguin. En effet, dans les cas d'insuffisance rénale, les toxines, normalement filtrées et éliminées par les reins, restent dans la circulation sanguine et produisent un empoisonnement du sang.

Le professeur Yatzidis a fait suivre à ses patients souffrant d'insuffisance rénale chronique des cures de

20 mois de charbon. Une diminution très sensible de l'acide urique fut constatée chez tous les malades traités de cette manière.

Une adsorption sélective

Dans d'autres expériences, il a été démontré que la cure de charbon réduisait le taux du cholestérol et les triglycérides dans le sang. Les effets de cette cure se prolongeant dans le temps, après que les malades aient cessé de prendre le charbon.

Par contre, la même équipe de chercheurs constatait que les nutriments essentiels de l'alimentation n'étaient pas affectés dans leur assimilation par les circuits métaboliques. Ainsi, si le cholestérol et diverses autres substances nocives étaient «piégés» par l'adsorption sur le charbon, il n'en était rien pour les vitamines, oligo-éléments et nutriments tels que lipides ou acides aminés.

Le mécanisme de cette action du charbon a été expliqué par le docteur Friedman et ses collaborateurs et confirmé par les docteurs Krasopoulos, De Bari et Needle. Les acides biliaires, secrétés par le foie et transportés par la bile pour participer à la digestion des lipides, sont récupérés par la paroi abdominale et repris dans le foie qui filtre les éléments nutritifs et se débarrasse des déchets par le canal biliaire. C'est le phénomène de la circulation entéro-hépatique que nous avons signalé à propos de l'argile.

Une mauvaise hygiène alimentaire entraîne plusieurs phénomènes qui rendent cette circulation entéro-hépatique dangereuse. La surcharge du foie le conduit à moins bien filtrer les déchets qui lui parviennent. La muqueuse intestinale, sensée jouer le rôle de «barrière» dans des conditions normales, ne remplit plus son rôle à cause de la multiplication d'une flore pathogène, de la modification du pH (équilibre acides-bases) et de la trop grande quantité de toxines présentes dans le milieu. Les acides biliaires, chargés des déchets provenant du foie ne sont pas arrêtés et repartent dans le circuit sanguin. Notons que, dans le même temps, la présence de certains acides non-éliminés du milieu intestinal, nuit considérablement à l'assimilation des nutriments nobles (glucides et minéraux surtout).

La présence de charbon dans l'intestin permet de pallier ces inconvénients. Il adsorbe les bactéries pathogènes et les toxines qu'elles produisent, le cholestérol et les lipo-protéines à haute densité, et il les élimine dans les selles. Le milieu intestinal est purifié et rééquilibré, la flore intestinale est régularisée, les échanges métaboliques normaux sont rétablis.

L'anti-poison

Lorsque cette famille de Suisse allémanique partit en promenade pour aller cueillir des champignons, ses membres ne se doutaient pas qu'ils allaient démontrer d'une manière extraordinaire la puissance anti-poison du charbon actif.

Les champignons ne manquaient pas ce jour-là et, cueillette faite, ils en mangèrent tous avec un plaisir certain. Le problème était qu'ils avaient probablement peu de connaissances mycologiques et que des champignons vénéneux s'étaient glissés au milieu des autres sans qu'ils en aient conscience. Résultat, 6 personnes empoisonnées gravement.

Des six, cinq furent conduites dans un hôpital et la sixième dans un autre. Sur les cinq premières, le médecin qui les accueillit fit **une hémoperfusion** qui consiste à filtrer le sang du malade sur du charbon actif avant de le réinjecter. Le soir même, toutes étaient rentrées chez elles ! Le sixième membre de cette famille se trouvait dans un hôpital où la thérapeutique au charbon de bois était inconnue et il reçut les soins classiques donnés dans ce cas. Il sortit de l'hôpital au bout de 2 mois de traitement intensif !

Il est évident qu'«une hirondelle ne fait pas le printemps», et qu'il faut plus d'une expérience pour prouver la validité d'une thérapeutique. D'autant plus que cette technique est assez nouvelle et n'a été testée que dans un nombre de cas restreint. Pourtant, aux USA, de nombreux pédiatres ont constaté l'intérêt du charbon de bois dans les cas d'empoisonnement d'enfants avec des produits ménagers et souhaiteraient que tous les centres anti-poisons soient équipés avec cette substance dont l'ingestion est assez facile et qui ne présente aucun effet secondaire nocif, même à très hautes doses.

Dans les empoisonnements avec un produit ménager, qui contient très souvent du chlore ou l'un de ses dérivés, le charbon a montré sa capacité à supprimer les effets nocifs de la substance. Il est conseillé de donner le charbon le plus tôt possible afin d'éviter l'absorption du produit par les muqueuses en trop grande quantité ; 30 minutes après l'accident paraît être le mieux, mais même 4 heures après, les effets sont encore très sensibles. La forme la plus adaptée semble être la «soupe» de charbon, assez épaisse, additionnée de fructose ou de lévulose pour que l'enfant l'accepte. On peut donner jusqu'à 100 et même 120 grammes de charbon, sans aucun inconvénient. Cela permet d'éviter le lavage d'estomac très pénible et traumatisant chez les enfants, ou des médicaments aux effets secondaires parfois importants.

Cette technique a également fait ses preuves dans les empoisonnements avec des médicaments.

Le charbon dans l'armée anglaise

Nos voisins d'outre-Manche sont des gens très organisés et efficients. Aussi, devant les résultats obtenus en milieu hospitalier pour la désinfection des plaies suppurantes grâce au charbon actif, l'armée de sa Gracieuse Majesté a commandé des cataplasmes à base de charbon actif pour équiper ses infirmeries.

En effet, des résultats nets ont été obtenus dans les affections ORL, les problèmes du visage (cellulite faciale notamment) et le traitement des plaies et des furonculoses par des cataplasmes de charbon. Les cataplasmes, faits à partir de pastilles de charbon ou d'une pâte assez épaisse, appliqués sur la blessure ou l'affection en interposant un tissu mince, améliorent la cicatrisation en réduisant l'infection par adsorption du pus et des micro-organismes qui en sont responsables.

Des collyres pour les yeux ont été réalisés en faisant un mélange de charbon de bois, de sel et d'eau et en filtrant sur une fine mousseline.

La jaunisse du nouveau-né

La bilirubine, responsable de la jaunisse et particulièrement de la jaunisse du nouveau-né, est un pigment provenant de la destruction des globules rouges. Excrétée dans la bile, puis dans l'intestin, elle suit la circulation entéro-hépatique qui la renvoie dans le foie et la bile.

Cette substance est particulièrement dangereuse pour les cellules nerveuses cérébrales. Aussi, de manière classique, surtout en cas d'incompatibilité rhésus entre la mère et l'enfant, lorsque le taux de bilirubine dépasse 18 mg/100 g, on a recours à l'exanguino-transfusion, remplacement total du sang de l'enfant avec tous les risques, bien connus, liés à cette technique.

Depuis 1967, l'hôpital de Camden (New Jersey-USA) a décidé de faire prendre, à tous les enfants dont le taux de bilirubine dépassait 10 mg/100 g, un biberon contenant une demi cuillérée à thé de charbon toutes les trois heures.

Ce traitement qui est devenu habituel dans cet hôpital, a permis de réduire de 90% le besoin de pratiquer l'exanguino-transfusion. Supprimant la circulation entéro-hépatique de la bilirubine, le charbon de bois purifie le sang de cette substance et l'empêche de nuire aux cellules nerveuses cérébrales.

Gynécologie aussi

Dès 1930, le docteur Nahmmacher utilisait des crayons de charbon actif placés dans l'utérus en cas d'avortements ayant déclenché une forte fièvre avec infection. Il pratiquait également cette méthode après les accouchements.

Dans tous les cas, il observait une baisse de la fièvre et une disparition des écoulements nauséabonds qu'il attribuait à l'adsorption des bactéries contenues dans la cavité utérine. Dans 90% des cas, une seule application suffisait.

Le charbon dans l'argilothérapie

L'argilothérapie, nous l'avons dit, ne se suffit pas des diverses utilisations de l'argile elle-même. Il s'agit d'une thérapie globale dans laquelle les adjuvants sont totalement intégrés. A cette thérapie, le charbon de bois actif peut apporter un plus qui est loin d'être négligeable, comme cela ressort des résultats cliniques décrits ici.

Bibliographie

L'argilothérapie, thèse pour le diplôme d'Etat de Docteur en Pharmacie, *par Christine Daine* - Université de Reims, 16 juillet 1985.

Les argiles et leur pouvoir d'adsorption, thèse pour le diplôme d'Etat de Docteur en Pharmacie, *par Fabienne Brunet* - Université de Chatenay-Malabry/Paris XI, 23 janvier 1986.

Fuller's earth, a history, *par Robert H.S. Robertson*, Volturna Press (GB) 1986.

Comprendre l'argile, *par Jean Pierre Guénot*, E.F.I.C. 1984.

Les argiles, *par Jean Pierre Guénot*, Chiron 1987.

L'argile, *par Romolo Mantovani*, 1975.

L'argile qui guérit, *par Raymond Dextreit*, Vivre en Harmonie 1957, 1969, 1973, 1976, 1980, 1987.

L'argile, *par le Dr Yves Donadieu*, Maloine 1980.

Les pouvoirs merveilleux de l'argile, *par Eric Nigelle*, Andrillon 1986.

Index des affections

Table des matières

Cet ouvrage a été réalisé sur
SYSTEME CAMERON
par la Société Nouvelle Firmin-Didot
Mesnil-sur-l'Estrée
pour la Société Arys/Editions Encre
8, rue Darwin 75018 PARIS
en octobre 1988

ENCRE

Imprimé en France
Dépôt légal Octobre 1988
N° d'édition : 010 - N° d'impression : 10581
ISBN 2-733770-16-0